U0033340

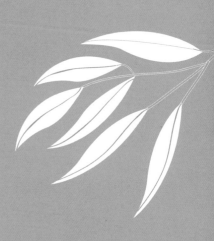

貳拾醫典　家庭健康營養照護全書

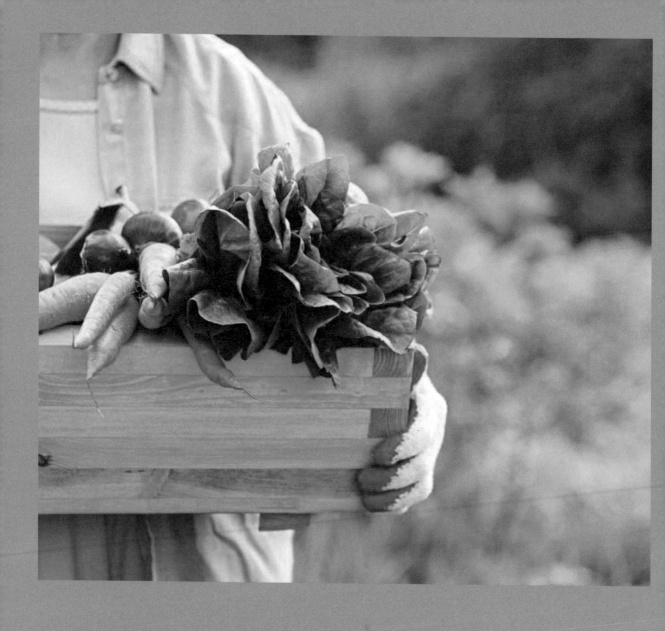

臺大醫院43位醫師．營養師——合著

貳拾醫典
家庭健康營養
照護全書

臺大營養部「午餐約會」20年精華祕笈
最權威團隊開出的103道
遠離慢性病飲食指南

目 錄 CONTENTS

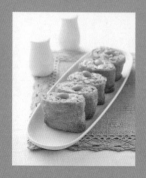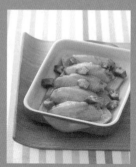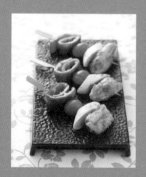

1

腸胃金鐘罩

2 生活習慣殺手

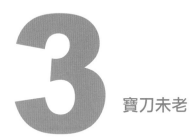

3 寶刀未老

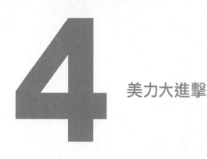

4 美力大進擊

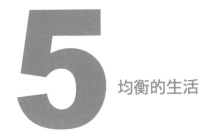

5 均衡的生活

醫師團隊

（依文章序）

作者	現職	重要學、經歷／專長／著作
王秀伯	臺大醫學院內科教授 臺大醫院內視鏡科主任 臺大醫院內科部主治醫師 臺灣消化內視鏡醫學會理事長	臺灣大學醫學系、臺大醫院內科部主治醫師、日本京都赤十字病院研修、藤澤獎學金日本昭和大學國際內視鏡研修中心研修
曾屏輝	臺大醫學院醫學系內科臨床助理教授 臺大醫院內科部暨健康管理中心主治醫師	臺灣大學醫學系醫學士、臺灣大學醫學院臨床醫學研究所博士、臺大醫院內科部總醫師、臺大醫院雲林分院內科部主治醫師
楊培銘	臺大醫院內科部主治醫師 臺大醫學院內科教授	臺灣大學醫學院臨床醫學研究所博士 臺大醫學院醫學系醫學士
梁金銅	臺大醫院外科部副主任 臺大醫院大腸直腸外科主任 臺大醫院專任主治醫師 臺大醫學院專任教授	臺灣大學醫學院臨床醫學研究所博士 臺灣大學醫學系醫學士 日本東京國立癌中心研修 美國Cleveland Clinics Florida研修
莊志明	臺大醫院心臟內科專任主治醫師 臺大醫學院醫學系助理教授	臺大醫學院生理所博士、臺大醫學院臨床醫學研究碩士、美國華盛頓大學醫學院醫學碩士、美國華盛頓大學附設醫院Barnes-Jewish醫院心臟內科臨床研究員
張以承	臺大醫院新竹分院內科主治醫師 臺大醫學院基因體暨蛋白體醫學研究所助理教授、內科兼任助理教授	臺大與中研院合辦轉譯醫學博士 臺灣大學醫學系醫學士 專長：為內科疾病、內分泌新陳代謝疾病、分子遺傳學
莊立民	臺大醫院專任主治醫師 臺大醫學院內科教授 臺灣大學特聘教授	臺灣大學醫學院臨床醫學研究所醫學博士 臺灣大學醫學院醫學系醫學士 美國Joslin Diabetes Center/Harvard Medical School研修
王治元	臺大醫院內科部主治醫師 臺大醫學院內科臨床副教授	臺大醫學院生理研究所博士 臺灣大學管理學院商管碩士 中山醫學大學醫學系醫學士
蘇大成	臺大醫院內科部主治醫師 臺大醫學院醫學系內科臨床副教授 臺大公衛學院工業衛生暨職業醫學研究所臨床副教授	臺大公衛學院工業衛生暨職業醫學研究所博士、成大醫學院學士後醫學系醫學士、臺大醫學院公共衛生學系學士、美國加州大學爾灣分校專家醫師
蔡兆勳	臺大醫院家庭醫學部主治醫師	臺大醫學院臨床醫學研究所博士 臺大家庭醫學部住院醫師、總醫師 臺大緩和醫療病房總醫師、研究員 美國俄亥俄州大學藥學院研究
王宗道	臺大醫院內科部主治醫師 臺大醫學院內科臨床副教授	臺灣大學醫學院臨床醫學研究所博士、臺灣大學醫學系醫學士、哈佛大學醫學院研習、歐洲心臟學院院士（F.E.S.C）

作者	現職	重要學、經歷／專長／著作
邱銘章	臺大醫院神經部主治醫師 臺大醫學院教授	臺灣大學醫學系醫學士
楊長豪	臺大醫院眼科部主治醫師 臺灣大學醫學院教授	臺灣大學醫學院臨床醫學研究所博士 臺灣大學管理學院高階管理碩士 臺灣大學醫學系醫學士 美國杜克大學視網膜科研究員
王亭貴	臺大醫院復健部主任 臺灣大學醫學系教授	臺灣大學醫學系 美國紐澤西醫學院研究員
林昀毅	臺大醫院復健部主治醫師 臺大醫院運動醫學中心主治醫師	國立陽明大學醫學系畢業、臺灣大學健康政策與管理研究所碩士班、美國運動醫學學會(ACSM)隊醫訓練、臺大醫院金山分院復健科主治醫師暨負責人 專長：復健醫學、運動醫學、再生醫學、肌肉骨骼關節系統疾病暨超音波檢查及導引注射
江盈澄	臺大醫院婦產部主治醫師	臺大醫學院醫學系 臺大醫院婦產部住院醫師及婦癌研修醫師 臺大醫院雲林分院婦產部主治醫師 美國科羅拉多大學醫學院婦產部研究學者
楊榮森	臺大醫學院骨科教授 臺大醫學院附設醫院骨科部主任 臺大醫學院附設醫院腫瘤醫學部主治醫師 臺灣楓城骨科醫學會理事長	臺大醫學院醫學系醫學士 臺大醫學院臨床醫學研究所博士班醫學博士 加州大學洛杉磯分校骨腫瘤及骨代謝博士後研究 臺大醫院營養部主任 中華民國骨質疏鬆症學會理事長 中華民國骨科研究學會理事長
蔡呈芳	臺大醫院皮膚科專任主治醫師 臺大醫學院醫學系副教授	臺北醫學大學畢業 美國賓州Jefferson大學皮膚病理進修 美國加州大學舊金山分校研究員
朱柏青	臺大醫院環境及職業醫學部主治醫師 臺大醫院雲林分院環境及職業醫學部主任	臺灣大學公共衛生學院職業醫學與工業衛生研究所博士班 專長：工作相關疾病防治、工作壓力相關疾病防治、工作者配工與復工評估
高祥豐	臺大醫院腫瘤醫學部主治醫師	國立臺灣大學醫學院醫學系醫學士 臺大醫院雲林分院腫瘤醫學部主治醫師
鄭安理	臺大醫院腫瘤醫學部主治醫師 臺大醫學院醫學院內科教授	國立臺灣大學臨床醫學研究所博士、臺灣大學醫學系醫學士、中央研究院癌症醫學研究員、美國威斯康辛大學癌症研究及臨床試驗研究員
江伯倫	臺大醫學院小兒科及臨床醫學研究所教授 臺大醫院小兒部過敏免疫風溼科主治醫師	美國加州大學戴維斯分校免疫學博士 臺大醫學系醫學士 美國加州大學戴維斯分校博士後研究 臺大醫學院臨床醫學研究所博士後研究

營養師團隊

（依文章序）

作者	現職	重要學、經歷／專長／著作
鄭金寶	臺大醫院營養室主任 臺灣靜脈暨腸道營養學會監事 臺灣營養學會理事	臺灣大學管理學院EMBA碩士 天主教輔仁大學食品營養碩士 著作：《老人營養與膳食療養》、《骨質疏鬆症的飲食治療》、《早餐100分》、《怎樣瘦身最健康》等。
馮馨醇	臺大醫院營養室營養師	天主教輔仁大學營養科學系學士 天主教輔仁大學營養科學系碩士
鄭千惠	臺大醫院營養室營養師	美國愛荷華州立大學營養系畢業 臺北護理健康大學的長期照護研究所進修中 馬偕醫院營養師 著作：《女性養生新主張》，《銀髮族這樣吃才健康》等書。
黃雅珮	臺大醫院營養室營養師	臺北醫學大學保健營養學系學士
陳乃嘉	臺大醫院營養室營養師	中國醫藥大學營養學系 西園醫院暨永越健康管理中心營養師 中原食品駐西松國小營養師
彭惠鈺	臺大醫院營養室營養師	天主教輔仁大學食品營養系碩士 私立中山醫學院營養系學士
蕭佩珍	臺大醫院營養室營養師	美國俄亥俄州立大學人類營養暨食品管理研究所碩士 和信治癌中心醫院營養師
陳珮蓉	臺大醫院營養室營養師兼組長 臺北醫學大學保健營養學系兼任助理教授 臺北市營養師公會理事	輔仁大學食品營養研究所博士
林京美	臺大醫院營養室營養師 臺大兒童醫院營養師	臺北醫學大學保健營養研究所碩士 臺北醫學大學保健營養系兼任講師 著作：《生命期營養，幼兒期營養》、《懷孕和產後做月子的健康飲食，天使來敲門：臺大醫院媽媽教室秘笈(增訂版)》等。
賴聖如	臺大醫院營養室營養師	臺北醫學大學保健營養所碩士 馬偕醫院營養師
孫 萍	臺大醫院營養室營養師兼組長	天主教輔仁大學食品營養系碩士 天主教輔仁大學食品營養學系助教 岱逸營養諮詢中心營養師
唐怡伶	臺大醫院營養室營養師	天主教輔仁大學食品營養研究所碩士 關渡醫院營養師 大千綜合醫院營養師
陳燕慈	臺大醫院營養室營養師	臺北醫學大學保健營養研究所碩士 臺北醫學大學保健營養學系學士

作者	現職	重要學、經歷／專長／著作
呂孟凡	臺大醫院營養室營養師	臺灣大學生化科技研究所碩士、臺灣師範大學人類發展與家庭學系營養與餐飲組學士 臺灣大學基因體中心研究助理
柳宗文	臺大醫院營養室營養師	義守大學醫學營養學系、林口長庚紀念醫院營養師、國軍花蓮總醫院營養師
黎佩軒	臺大醫院營養室營養師	中國醫藥大學營養學系學士
陳慧君	臺大醫院營養室營養師 亞洲大學保健營養生技學系兼任講師	美國維吉尼亞州立理工大學人類營養暨食品碩士 靜宜大學食品營養系 屏東龍泉榮民醫院營養師
郭月霞	臺大醫院營養室營養師兼組長 臺北市營養師公會理事 臺北市營養師公會監事	臺北醫學大學保健營養研究所碩士 林口長庚紀念醫院營養師
游雅婷	臺大醫院營養室營養師	臺北醫學大學保健營養學系學士
姜智礬	臺大醫院營養室營養師	國防醫學院生理學研究所碩士 中國醫藥大學營養學系學士 慈濟醫院臺北分院營養組營養師 糖尿病衛教學會合格糖尿病衛教師

廚師簡介

(依姓氏筆畫序)

作者	現職	執照
周宏坤		具丙級廚師執照
連俊翔		具乙級廚師執照
楊凱鈞	臺大醫院 營養室廚師	具丙級廚師執照
蔡玉山		具乙級廚師執照
謝佩珍		具乙級廚師執照

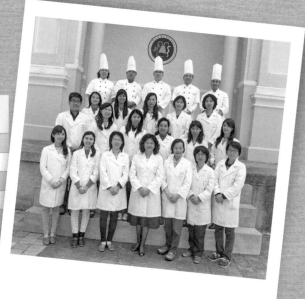

推薦序 1 ➡

家庭健康必備的工具書

陳石池

臺大醫院副院長
臺大醫學院急診醫學科教授

中華民國一〇四年四月二日

本院營養室從1995年開始舉辦「午餐約會」以來，到今年剛好滿20年，每年舉辦12～14場，到現在共舉辦240餘場。主要是利用午餐的時間，一面用餐一面宣導營養飲食的重要，告訴大家如何吃的營養，以確保個人健康。這種不用花費太多時間，又可兼顧學習的效果是相當值得推廣的活動。

20年來，這些演講的內容包括5大篇：腸胃金鐘罩、生活習慣殺手、寶刀未老、美力大進擊、均衡的生活等，由臺大醫院臨床各科部醫師，包括腫瘤醫學部、小兒部、外科部、內科部、環境暨職業醫學部、家庭醫學部、骨科部、復健部、神經部、眼科部、皮膚部等23位主任級醫師和教授，加上20位營養師及5位廚師聯合撰寫而成。書中首先由醫師介紹各種疾病或病痛及其治療方法，接著營養師指出要改善這些症狀或問題時，您最需要、最適合的營養是什麼，以及如何來補充，同時列出一些生活中自己可以烹飪的各種食物，讓大家來學習，只要您依照書中的步驟，就可以獲得這些營養，書中同時也會告訴您烹調時要注意的小技術，所以您不但可以吃的健康，您也有機會成為一位健康的小廚師喔！

大家都知道「病從口入」是非常重要的觀念，所以只要您吃的有營養，健康一定是屬於您自己的。相信本書的出刊，會讓社會大眾對書中的這些病痛或疾病有更進一步的認識，同時也了解當面臨這些問題時，告訴自己如何來吃的營養吃的健康。如此，不但會造福自己，也會造福自己的家人，可以說是一本家庭健康必備的工具書，值得大家來閱讀。

推薦序 2 ➡

落實飲食治療，提升醫病品質

黃璉華
臺大醫院護理部主任
中華民國一〇四年三月十七日

回首20年前，我擔任營養部主任時，深感營養部提供住院病人的治療伙食，彙集營養師的專業以及廚師的技藝，嘉惠病患住院期間的飲食需求。

我們都知道飲食、藥物和運動是病患與慢性病共存的不二法門，光是提供住院病人的治療伙食是不夠的，因此有了午餐約會的構想，希望能透過治療飲食的午餐約會，加上團體衛教，教給病患出院後在攝食的注意事項，協助他們落實飲食治療。

時光飛逝，一轉眼的功夫，午餐約會已開辦20周年。在這20年裡，營養師精進治療飲食的學理與實務，廚師們也成爲提供色香味俱全治療飲食的專家。大家在這260多次午餐約會的活動裡，服務病患，也自我成長，帶來無以言喻的成就感。期許未來午餐約會長長久久，繼續造福更多的民眾。

推薦序 3 ➡

飲食健康，
是預防醫學最重要
的一環

賴鴻緒
臺大醫院外科部主任

中華民國一〇四年三月十七日

「午餐約會」在臺大醫院已有20年歷史。此約會結合了醫師、營養師的專業醫療講座，並有廚師美味餐點供應，在溫馨健康的氣氛中，提供參與民眾能獲得疾病預防、治療及正確營養知識，並在廚師廚藝的指導下，可應用到日常飲食生活。本人擔任營養部主任期間，發現午餐約會是臨床營養師與民眾交流的絕佳機會，考慮到場場爆滿，民眾反應相當熱烈，便委請當時的鄭金寶副主任（現已榮升爲主任）積極規劃，並在臺大醫院李源德院長及林芳郁副院長大力支持下，將人數從每月40人拓展至80-100人，迄今參加人數已達2萬4千人左右，成果豐碩，相當令人欣慰。

由於臺灣大環境及國人生活型態的改變，近年來愈吃愈精緻，運動卻愈來愈少，代謝症候群相關現象愈來愈普遍，慢性病如糖尿病、心血管疾病等威脅著民眾的健康也愈來愈深。以預防營養醫學的角度，營養室每月舉辦的社區講座「午餐約會」，累積多年經驗，更邀請參與過的醫師、營養師及廚師共同合作推出此書，希望藉由此書幫助民眾提升對飲食健康的重視，也經由對健康飲食知識的了解，做出對自己健康最佳的餐點。本人非常高興此書之出版特別寫此推薦序文，希望大家開卷有益，對自己及家人的健康都有極大助益。

午餐約會，可維護你（妳）我的健康！

推薦序 4 ➡

午約健康
營養飲食對策

楊榮森

臺大醫院骨科部主任

中華民國一〇四年三月十七日

自古以來，人們一直都在追求美好，許多現代化文明與進步，帶來了更多更大的便利與舒適的生活品質，也提昇更高的文化；但是這些快樂和成就的基礎，仍在於健康和平安，這也是人類生命與生活上的重大基本目標。有賴於醫學的神速進步，許多診治科技化的先進發展，讓當代人們的壽命延長，但相對而言，當代文明社會也出現許多慢性疾病，如心臟病、癌症、骨質疏鬆、高血壓、痛風、高血脂、糖尿病等；而深究其中病因，可見到許多疾病都與飲食息息相關，唯有健康的生活形式，均衡的飲食和適量的運動，才是健康的關鍵。

當今引起飲食不當的原因之一，即是生活形式發生重大改變，人們開始活得更為忙碌，運動活動的時間減少，現今工商社會的飲食文化也亮起紅燈，食品供應方式從傳統市場當日產銷方式，轉變為大賣場的冷凍冷藏食品，加上化學合成技術進步，不少食品混雜著化學物質，如調味料、起雲劑、食品化工產品、反式脂肪等；加上食品充裕，人們經常過度飲食無節制，這種種因素共同造成前述疾病，因此唯有從根本的健康飲食著手，才是防範諸多慢性疾病的根本之道。

臺大醫院營養室有鑑於此，從20年前開始，一直致力於推廣和落實健康飲食的觀念，以謀求國民的健康，全營養室上下不遺餘力。除供應健康飲食之外，更舉辦非常多場的午餐約會，邀請各領域的醫師專家、營養師及廚師，面對面指導民眾，共同討論對健康十分重要的寶貴醫療、營養和飲食

相關知識和資料，這是一種綜合的活動，每次的午餐約會活動，都是場場圓滿，且滿意度很高，這也是支持營養室一直舉辦此類活動的原動力。回首這項活動，將於2015年屆滿20年，20年的歲月並不算短，這份堅持值得支持與鼓勵。

　　但由於許多民眾提及，午餐約會名額有限，常常報不到名而未能參加，留下些許遺憾。營養室乃籌劃出版精美的書籍供民眾參考，同時也選在這個二十週年的時刻，邀請先前現身說法的專家們，一起來見證此段令人感念和歡欣的歲月，此本營養室針對午餐約會的創作，書名為《貳拾醫典：家庭健康營養照護全書》。本書內容涵蓋歷年主辦之主題，共邀集48位專家作者，共同合作執筆撰寫完成此書，包含本院內、外、骨、皮膚、神經、婦產、腫瘤、職業防治等各科醫師共23位、本室營養師20位及5位廚師，共同完成本著作。本書內容分為腸胃金鐘罩、生活習慣殺手、寶刀未老、美力大進擊和均衡的生活等五大項目，題目內容廣泛且深入；而且除了醫師、營養師文章外，本書另含103道由營養師設計、廚師烹調之食譜，使本書更顯出色、深入淺出且又實用，相當珍貴。

　　這本書是臺大營養室全體同仁和相關專家的心血力作，一定會是每個家庭所需要的疾病飲食索引，對保健而言，非常重要，且書籍編排完善，讓讀者可以快速查詢，有幸受邀自感榮幸，故樂於為本書寫序。

推薦序 5 ➡

午餐約會二十年
預防醫學營養飲食實踐者

鄭金寶
臺大醫院營養室主任

歷史發展沿革

午餐約會源自民國84年，在戴東原前院長的期許以及黃璉華主任的積極策劃之下，開始第一次的午餐約會，也開啟了「預防醫學走入民眾」的時刻，正式結合醫師、營養師以及廚師的營養健康飲食，與民眾面對面一邊用餐一邊暢談疾病預防、營養知識以及烹調美味餐點的實際行動，在臺灣營養界率先開辦且邁入專業營養服務的新紀元。

歷經李源德、林芳郁、陳明豐等三位前院長的指導，加上賴鴻緒、楊榮森兩位前主任的大力推動，以及各科醫師及醫療同仁均給予相當大的支持與協助，才有持續至今的成績。從襁褓期到充滿朝氣的20歲青年，場場爆滿的肯定，激發我們想更積極開始另一個時代，以符合預防營養醫學的要求。

從開辦的一連串接龍式的傳承，除了SARS停辦3個月外，不因工作忙碌而找藉口停辦，也由於民眾的肯定，秉持臺大一貫的精神，至今服務人數約2萬4千人參加，每年約有12～14個場次。近年來熱門主題含括退化性關節炎、視力保健、代謝症候群、糖尿病、心血管疾病、更年期、抗壓、預防失智等健康議題。每個主題營養師都會設計7～8道符合該主題的健康菜色，參與的醫師以豐富的醫學內容及精彩演講，讓滿意度都是超過96%，且居高不下。這是促使出版這本書的原動力，希望用最簡單且大眾化的語言，介紹日常生活可以做得到的食物採買、清洗處理、低油低鹽烹調，做出食物的原味，不增加身體負擔，輕鬆的健康養生餐點。

每個月的第三星期六，大約11點開始，就會看到民眾陸續進入員工餐廳報到、拿資料，多數都會事先報名，預約下個月。有時也會因為現場報名太多，造成些許小糾紛，經解釋且說明已經與醫師預約下次演講時間，才獲得諒解離開。當天報名民眾，非常有次序的取餐，一邊專注聆聽演講，一邊小口用餐，符合細嚼慢嚥的吃飯原則。通常在結束時，總是帶著笑容不忘跟我們說下次再見。營養團隊成員不禁全然忘了過程的辛苦，回應要記得帶優待卡喔！

未來展望

這是第一個20年，希望往後一直持續的延申至第二個、第三個的蓬勃發展下去，繼續提供營養保健醫學知識以及正確用餐觀念，幫助民眾擁有健康的身體。

前言 ➡

預防疾病，
從清爽的
飲食習慣開始

鄭金寶
臺大醫院營養室主任

預估我國將於民國114年邁入超高齡社會（65歲以上人口占總人口比率達到20%），形成老人照顧老老人的時代，「預防勝於治療」，無非是提醒身體保健盡早開始，預儲老年的好體力，而減少被照顧的需要性。成年後的飲食習慣，可說是預防慢性疾病的源頭。「民以食為天」，國人十大死亡原因中，與營養飲食有關的高達七項，若能掌握正確的營養觀念，搭配每天的健康飲食，減少器官過度負擔，應該可以預防很多因長久累積的病灶發生。平時節制飲食正是預防慢性病的根本之道。

近年來健康生活的提高，藉由預防醫學及日常飲食的保健，延長壽命並促進健康。醫院不再只專注於病人的就醫品質，甚至於病人的健康照護及健康教育的宣導等等，都呈現民眾對飲食生活健康化之重視，也形成營養服務更趨重要。尤其是網路資訊快速的同時，民眾獲得保健的消息非常容易，但也難免是是而非，更凸顯提供正確知識之迫切性。

俗話說：「吃飯皇帝大」、「能吃就是福」、「吃飯是一種享受，吃美食是一種藝術」。舉凡與飲食有關的所有，不但是人類經常談論的話題，更是老年人銀髮族關心的生活重點。但是，往往「知易行難」，為求方便也常藉口，眼前的民眾，三餐外食比例不少，都是在出現肥胖、糖尿病，或是血脂肪、血膽固醇過高時，才驚慌後悔，回頭採用最有媽媽味道的家常菜。

此書特色為飲食內容涵蓋寬廣，力邀43位作者，首先有23位醫師，撰寫

疾病之生理、病理機轉，而後由20位營養師依據多年來「午餐約會」的健康營養原則，從中挑選103道，重新用心設計之菜色，以小家庭4人份的食材，還有5位師傅的烹調撇步，精心拍攝的菜單食譜，適合慢性病如肥胖、糖尿病、痛風的健康飲食，且採用「三低一高」的家庭食譜，也考慮到家庭方便準備之採買、烹調、供餐等，更有美味的醬料組合，希望大家能靈活運用，烹調出適合家人口味的菜餚。

出版這樣的書籍，期望讀者能透過本書豐富且精確的內容，成功以「預防醫學」、「健康營養」，保護自己及家人，成為健康達人且掌握健康大小事。

腸胃金鐘罩

● 王秀伯 醫師

● # 認識膽結石

　　膽道系統主要包括：膽囊、肝內膽管、總肝管和總膽管。膽囊外觀呈梨形，位於肝臟下面，經膽囊管（cystic duct）與總膽管連接。膽道系統可有幾類疾病，而膽結石為其中最常見者。膽結石可發生於膽囊、肝內膽管及總膽管內。臺灣一般人的盛行率約為5%-10%之間。近年來由於國人偏向西方飲食的習慣，膽囊結石及膽道結石的流行率不斷地上升，而肝內結石則變少。

膽結石的種類

　　依據組成不同可分成三種：**膽固醇結石**（cholesterol gallstones）、**黑色素結石**（black pigment stones）和**棕色素結石**（brown pigment stones）。在西方國家，以膽汁中的膽固醇過度飽和為形成結石的白色膽固醇結石。而在我國，則以膽道感染所造成的色素結石為主。而在肝硬化、血液病病患則因對膽汁代謝有問題或溶血，而以黑色結石為主。

膽結石的成因

　　膽道系統形成結石的因素繁多，絕大多數膽結石不是以膽固醇含量為主，就是以膽紅素的含量為主。結石形成的最基本原因，膽汁組成比例改變所導致，就是膽固醇在膽汁中呈飽和甚至過飽和的狀態；或是非結合膽紅素在膽汁中相對地增多，然後才發生一系列膽結石形成的過程。

膽結石的自然病史

　　根據研究，多數膽結石患者可長期無症狀（60-80%）。有研究指出，無症狀膽結石患者追蹤10年有15%、20年18%的機會，會產生膽結石相關之疼痛。另一意大利之追蹤研究，無症狀膽結石患者會產生膽結石相關之疼痛之機會為2年11.9%、4年16.5%及10年25.8%；10年後，則有3%無症狀膽結石患者會產生膽結石相關之併發症，如膽囊炎、胰臟炎、阻塞性黃疸等。

膽結石相關的危險因子

　　年齡、性別（女多於男）、懷孕（改變膽固醇的新陳代謝，膽囊收縮能力降低）、肥胖與快速體重減輕、手術（切除迷走神經引起膽囊收縮不良、迴腸切除）、感染（傷寒、寄生蟲）、膽管阻塞、溶血性貧血、迴腸疾病（克隆氏症、結核）、肝管形態異常（肝內結石形成有關）、藥物（避孕藥、Clofibrate、Ceftriaxone、Octreotide）、全靜脈營養（膽囊收縮能力降低）。

膽結石相關的併發症

　　膽囊結石可造成急性膽囊炎、膽囊積膿、慢性膽囊炎、膽囊癌等病理變化，而膽囊結石掉入總膽管更可引發膽管炎或急性胰臟炎。肝內結石則以發生膽管炎為主。肝內膽管結石有合併膽管癌的問題，在解剖的案例中，肝內膽管結石合併有膽管細胞癌（cholangiocarcinoma）有10%之多。而臨床報告則有2.4-5%。臺灣外科醫學會曾提醒，肝內膽管結石術後如果有重複膽管炎、體重減輕、貧血、不易治療之疼痛，應小心膽管細胞癌之合併存在。

膽結石會有何症狀（如何發現）

　　多數膽囊內結石患者可長期甚至終生無症狀，常在接受超音波檢查時發現。而症狀之出現，常起因於結石之移行。臨床症狀可分為一般症狀與急性症狀，消化不良和脂肪耐受不良通常是膽囊疾病的一般症狀。膽囊結石之急性症狀主要有劇烈上腹部或右上腹疼痛，典型的膽絞痛是持續性的，並會向右肩胛區放射。結石通過膽囊管時可產生阻塞症狀，暫時性的膽囊管阻塞會引起腹痛，而持續性阻塞則引起急性膽囊炎。黃疸、寒顫、高燒起因為膽道阻塞合併發炎與感染。

膽結石如何治療

　　一般建議，無症狀膽囊結石先追蹤即可。一旦出現症狀或併發症則

進行手術切除。合併糖尿病或需長期應用靜脈營養的病人，有人建議做預防性膽囊切除。腹腔鏡膽囊切除術已成爲有症狀膽囊結石症治療的主要方法。急性膽囊炎手術前，首先包括禁食、靜脈補充液體和電解質、靜脈注射抗生素治療。如不馬上手術，必要時得先進行經皮穿肝膽囊引流術（PTCCD（放射線科））引流。膽管結石，目前可利用內視鏡取石法（逆行性膽胰管攝影術（ERCP））之技術，將結石由膽管中取出。其成功率爲90%以上。藉由操作內視鏡清除膽管結石的方法，儼然已成爲主流；而手術開刀，反而成爲內科治療失敗後及特殊情況下的治療選擇。膽囊結石合併膽管結石的情況，目前多以ERCP去除膽管內結石，然後進行腹腔鏡膽囊切除術，爲二階段治療。至於肝內結石，主要以手術爲主，也有部分醫院進行經皮穿肝膽道鏡來治療肝內膽管結石，惟療程需時較久。

如何預防與保養

　　一般而言，膽結石雖知其相關危險因子，並無預防其發生之法。重要的是早期知道自己有膽結石，避免結石發作（避免高脂食物），而發作時及時就醫，爲最好之策。

鄭金寶 營養師

膽結石的飲食調整

有關膽結石的飲食，我們可以從三個面向談起：**1.**已經罹患膽結石，但尚未開刀；**2.**已經開刀割除膽囊的飲食；以及**3.**預防膽結石發生的飲食。

未開刀膽結石病人之飲食

對於還未開刀的膽結石病人，首要之道是減少因為飲食而造成發作不適。通常醫師會建議病人採用低脂飲食以避免膽結石發作造成疼痛，雖然沒有確定的研究證實減少飲食中的脂肪與減輕疼痛有關，不過至少對於出現脂肪瀉的人，低脂飲食是必須的。而低脂飲食會導致患者的體重減輕，所以原本體重就偏瘦的人，應該諮詢營養師尋求協助。膽結石病人的飲食原則雖然建議低脂，但絕對不需要「無脂」飲食，脂肪也是人體必要的營養素。而因為肥胖和快速減重都是膽結石的危險因子，所以體重過重的人，應該要減重，但是千萬不能快速減重，以一週減0.5公斤的速度較佳。

另外，有些人吃某些特定食物就會引發疼痛，此時就要小心避免這些食物。最後當然不要忘了要攝取豐富的新鮮蔬菜水果，纖維質攝取不足也是引發膽結石形成的因素之一哦！

建議的飲食選擇	不建議的飲食選擇
少量多餐	油炸的食物
脂肪攝取量控制在低於30%總熱量，可以諮詢營養師如何達到這個目標。	口味重的食物
選擇無脂或低脂的食物。注意看看食品包裝的營養標示，選擇每份脂肪含量低於3克的食物。	產氣的食物

開刀後的病人飲食

　　膽囊切除之後雖然成為「無膽」一族，但無膽只是沒有膽囊，膽汁還是有的。因為膽汁是由肝臟製造，膽囊只是貯存膽汁的地方。所以此時並不需要採用低脂飲食，當然也非不忌口的開始高脂飲食。健康飲食的脂肪攝取量建議是占總熱量的30%。剛開完刀的階段，要慢慢漸近的增加脂肪以提高適應性。

　　不過在動過刀之後，建議應該回想一下，哪些飲食和生活習慣讓我容易有膽結石？經過動刀之痛後，我可以改變哪些不好的飲食習慣，讓這個痛提醒我們往健康飲食之路邁進。

　　最後我們就來看看，哪些飲食因素容易誘發膽結石的形成，平日應儘量避免，如此才能預防膽結石的發生。

預防膽結石的生活與飲食型態

　　根據發表在美國臨床營養學雜誌的報告[1]，多坐少動的生活型態、動物性脂肪和精製糖攝取過高，以及纖維質攝取不足的飲食型態，都是促使膽結石形成的危險因子。所以我們可以在飲食和生活型態上做些調整，以預防膽結石的形成：

　　❶ **健康減重與避免肥胖**：肥胖者膽汁中的膽固醇比例較高，比較容易會結晶變成膽結石。所以體重過重的人，應該做好體重控制，但必須注意減重的速度。一般建議的健康減重速度是一週約0.5公斤，如果一週減1～1.5公斤以上就容易增加膽結石的形成，或使得原本沒有症狀的膽結石變成有症狀的膽結石。所以說，減重是有幫忙的，但不要減得太快。減重時，如果自覺很努力，但體重就是減不下來，該怎麼辦呢？除了諮詢營養師外，要把握一個大原則：不要吃高熱量的食物。

　　❷ **避免高熱量、高油脂飲食**：高熱量或高脂飲食會使得膽汁的膽固醇比例增加，而容易沈澱形成結石。所以減重時先不論體重是否有降低，應先將飲食中的熱量和脂肪減少下來，至少建議先從減少甜食和增加纖維質的攝取開始。

　　❸ **增加纖維質、減少精製飲食和甜食**：不論胖瘦，精製澱粉類和甜食攝取過量，或是富含纖維的蔬菜、水果或全穀類食品攝取不足的人，都比較容易產生膽結石。其實，纖維質是體內好菌的食物來源，好菌長得好，會讓壞菌長得少。如果飲食的纖維質攝取不足，壞菌增加，可能因而刺激

膽汁膽固醇分泌增加。所以食量大老是覺得吃不飽時，可以多選擇食用新鮮的蔬菜水果；若是還是很想吃米飯時，應將白米、白麵粉換成全穀根莖類，例如全麥、糙米、胚芽米、地瓜或馬鈴薯等，不但可減少熱量，還可增加纖維的攝取量。如果自己不胖，飲食量也不大，那還要注意什麼呢？你有吃早餐嗎？你一天吃幾餐？

❹**三餐正常、記得吃早餐**：膽結石形成的原因，除了膽汁中的膽固醇比例過高，膽囊收縮的頻率減少也是重要的因素。由於膽囊必須經由進食的刺激才會收縮，所以如果長時間空腹，就像一杯鮮果汁放著不動就會出現沈澱的果渣；膽汁在久久不動的膽囊中，膽固醇就會堆積變成結晶。所以不吃早餐、每天進餐次數較少的人，膽囊不動的時間比較長，結石的機率也會增加。就讓我們從一天的早餐開始健康的飲食、為身體加好油、讓一天充滿活力的動起來吧！

參考文獻

1.*Diet physical activity and gallstones--a population-based case-control study in southern Italy.* Misciagna G，Centonze S，Leoci C，Guerra V，Cisternino AM，Ceo R，Trevisan M. Am J Clin Nutr. 1999 Jan；69（1）:120-6

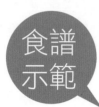
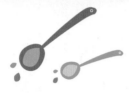

食譜示範

膽結石飲食

鄭金寶 營養師／周宏坤 廚師

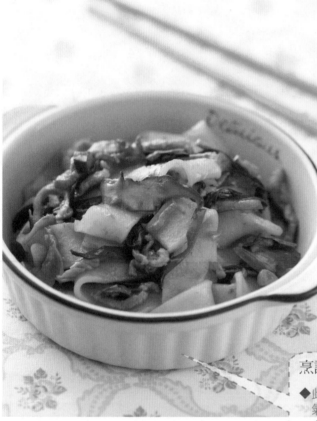

肉片粄條
（4人份）

食 材：
粄條960公克、里肌肉70公克
韭菜200公克、蝦米10公克
紅蔥頭適量、香菇2朵、油1茶匙

調味料：
鹽2公克

作 法：
1. 香菇泡軟切細絲蝦米加熱開水泡軟。

2. 板條切2公分寬。

3. 里肌肉切細絲少量醬油輕按拌勻 太白粉少許醃製。

4. 少量油加入蔥、蒜、蝦米爆香再加入醃好的里肌肉絲 散發香氣後加入韭菜拌炒均勻加水中火煮開約一分鐘加入板條炒至入味即可起鍋。

烹調技巧叮嚀 →

◆ 此道菜餚需掌握適當的火侯爆香，當散發香氣後始可加水，也必須等一分鐘，煮出爆香食材混和味道後再加入粄條，使粄條入口時，感受香菇、蔥、蒜、蝦米之香氣，雖然「簡單易做」，卻是有媽媽的味道。

❖ 營養健康叮嚀

高熱量或高脂飲食會使得膽汁的膽固醇比例增加，而容易沈澱形成結石。因此，預防膽結石的再發生，必須遵守低油飲食。同時也不要忘了要攝取豐富的新鮮蔬菜水果，因為纖維質攝取不足也是引發膽結石形成的因素之一。

營養成分分析（每一人份）

蛋白質（公克）	脂肪（公克）	碳水化合物（公克）	熱量（大卡）
11.5	5.2	70	371

紅燒蔥末赤鯮魚（4人份）

食 材：
赤鯮魚4條（每條約150公克）、蔥末30公克（或蒜末）

調味料：
醬油15cc

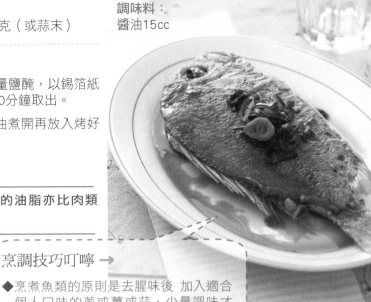

作 法：
1. 赤鯮魚去魚鱗、去腮、加米酒去腥、少量鹽醃，以錫箔紙包好後，用牙籤搓洞，置烤箱200度烤30分鐘取出。
2. 以小平底鍋慢火，將蔥末（或蒜末）醬油煮開再放入烤好之魚翻面乾燒即可起鍋裝盤。

❧ 營養健康叮嚀

魚類肉質纖細，容易消化吸收，且魚類的油脂亦比肉類低，鼓勵魚肉優於雞肉又優於肉類。

營養成分分析（每一人份）

蛋白質 （公克）	脂肪 （公克）	熱量 （大卡）
14	6	110

烹調技巧叮嚀 →

◆ 烹煮魚類的原則是去腥味後 加入適合個人口味的蔥或薑或蒜，少量調味才能品嘗到海鮮本味。

三色彩雞絲（4人份）

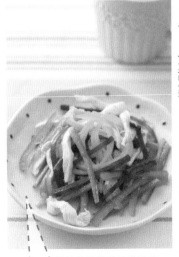

食 材：
甜菜根80公克、柳丁皮80公克、青椒80公克
雞胸肉120公克、薑絲適量、油1茶匙

調味料：
鹽適量

作 法：
1. 甜菜根、青椒洗淨、切細絲、開水汆燙。
2. 柳丁洗淨，取皮切細絲；雞胸肉洗淨，開水汆燙，剝細絲。
3. 少油起油鍋，爆香薑絲取出，再放入所有食材拌炒均勻、調味，即可起鍋裝盤。

❧ 營養健康叮嚀

纖維質是體內好菌的食物來源，好菌長得好，會讓壞菌長得少。如果飲食的纖維質攝取不足，壞菌增加，可能因而刺激膽汁膽固醇分泌增加。因此，多攝取蔬果有助降低膽結石之發生或再發。

烹調技巧叮嚀 →

◆ 甜菜根經開水汆燙後才能固定其紫紅色的美麗色澤，搭配柳丁皮、青椒細絲以及白色的雞絲，提供色香味俱全的爽口菜餚。

營養成分分析（每一人份）

蛋白質（公克）	脂肪（公克）	碳水化合物（公克）	熱量（大卡）
12	6.4	3	58

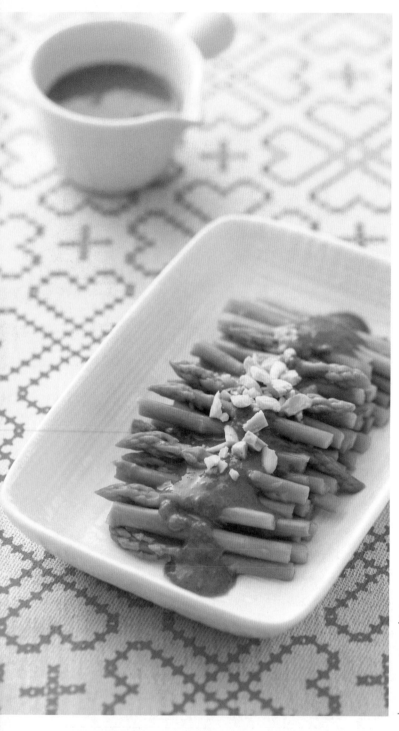

蘆筍清燙
沾杏仁擂茶蒜泥醬
（4人份）

食　材：
綠蘆筍400公克
杏仁果35公克
擂茶粉、蒜泥適量

作　法：
1.綠蘆筍去洗淨，置入開水滾燙、瀝乾裝盤。
2.杏仁果以擂茶盅磨碎，倒出放入沾料碟中，加入蒜泥醬拌勻。

★杏仁

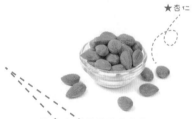

烹調技巧叮嚀 →

◆杏仁是富含維生素E的食物來源，以客家人擂茶方式磨碎搭配蒜泥醬調味，提供蘆筍另外一番風味的口感。

✿ 營養健康叮嚀

纖維質攝取不足的飲食型態，都有可能促使膽結石形成的危險因子。所以在飲食上，多攝取足夠的纖維是預防膽結石形成的好方法。

營養成分分析（每一人份）

蛋白質（公克）	脂肪（公克）	碳水化合物（公克）	熱量（大卡）
	6.5	6	83

蘿蔔肉片芹菜湯

（4人份）

食　材：
蘿蔔500公克、里肌肉70公克
芹菜100公克、無油高湯1公升

調味料：
鹽適量

作　法：
1.蘿蔔去皮洗淨，切滾切刀，芹菜洗淨切細。
2.里肌肉切小片，少量醬油輕按拌勻，加太白粉少許醃製。
3.無油高湯小火煮開，放入蘿蔔、肉片調味。
4.滾開後，置入芹菜，即可起鍋供餐。

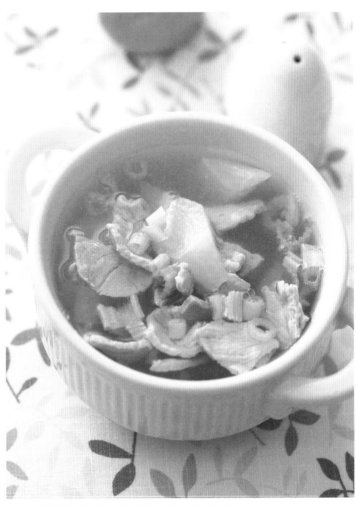

營養成分分析（每一人份）

蛋白質（公克）	脂肪（公克）	碳水化合物（公克）	熱量（大卡）
9	7.9	3.1	121

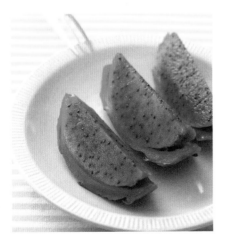

水果：
紅色火龍果

（200公克）

營養成分分析（每一人份）

蛋白質（公克）	碳水化合物（公克）	熱量（大卡）
0.8	6.6	30

曾屏輝 醫師

現代人的文明病——胃食道逆流

什麼是「胃食道逆流」？

在正常情況下，當我們進食時，食物經由吞嚥進入食道往下移動，然後經過食道與胃部交接處的「賁門」，進入胃部進行消化。賁門即為下食道括約肌的所在，是消化道中一個重要的關卡，主要功能即為預防胃內容物反流到食道。一般來說，吞嚥的動作會讓賁門打開，讓食物在食道循序漸進的蠕動下順利通過，進入胃部。當食物進入到胃之後，賁門又會很快地收縮關閉起來，避免食物逆流進入食道。當下食道括約肌因為某種原因鬆弛，關閉不緊，使得胃裡的胃酸或其他內容物跑到食道裡，此即所謂的「胃食道逆流」。在正常飽餐後，下食道括約肌亦會進行極短暫的放鬆以排出胃部多餘氣體，這時胃內容物也會因胃的蠕動收縮而有少許逆流到食道內，但是通常不會造成症狀。然而，當胃食道逆流的頻率及高度逐漸增加，胃酸或消化液中的其他成分即會對食道造成刺激，出現令人不適的症狀或造成發炎、潰瘍、狹窄等併發症，即為所謂的胃食道逆流疾病（Gastroesophageal reflux disease，GERD）。

爲什麼會發生「胃食道逆流」？

形成胃食道逆流的主要原因包括胃酸分泌過多、下食道括約肌鬆弛或是胃排空的時間較慢。因此，抽煙、喝酒、喝咖啡、濃茶、甜食、辛辣或刺激性食物，都可能會增加胃酸的分泌，而使得胃食道逆流的機會大爲增加。特別是體型肥胖的人可能因爲體型造成下食道括約肌關閉不緊或食道裂孔疝氣，加上內臟脂肪多，腹內壓力較大，可能造成食物在胃停留的時間增長，因而造成胃食道逆流機會增加。許多國內外研究顯示，肥胖是胃食道逆流症重要的危險因子。

此外，懷孕、糖尿病、硬皮症、氣喘等病患，或是使用有些心臟科藥物，例如治療高血壓的鈣離子通道阻斷劑或治療冠心症的硝化物，都會使胃食道逆流的機會增高。有些人則是因爲情緒不穩定、壓力大或精神狀況不佳，導致自律神經失調，影響胃腸蠕動及胃酸分泌而出現胃食道逆流。

「胃食道逆流」可能出現那些症狀？

胃食道逆流的典型症狀包括胃酸過多，感覺是從胃逆流上來，造成口腔或喉嚨有酸酸的味道「溢赤酸」或是胸口灼熱、不舒服，此即所謂之「火燒心」。這些症狀特別發生在吃得很飽、彎腰、平躺或夜間睡眠時，嚴重時會影響生活及睡眠品質。此外，胃食道逆流也可能以一些「非典型」的症狀來表現，如長期咳嗽、胸痛、氣喘、喉嚨痛、喉嚨異物感及聲音沙啞等，因而不容易診斷出來。

如何發現及診斷「胃食道逆流」？

目前，上消化道內視鏡檢查是用來診斷胃食道逆流疾病最常使用的工具，但其具侵襲性，許多患者接受度不高，且部分胃食道逆流病患，內視鏡表現是正常的。因此，上消化道內視鏡主要是用來發現逆流性食道炎（即所謂的糜爛性食道炎）及相關的併發症，如食道潰瘍、狹窄，巴瑞特氏食道或食道癌。上消化道攝影檢查則是利用喝下的鋇劑，拍攝一系列連續的X光片，觀察食道是否有不正常的逆流情形或橫隔膜疝氣。雖然上消化道攝影檢查屬於非侵襲性，安全性佳，但是它的準確性較差，且須考慮輻射線的暴露。

多管腔食道內阻抗併酸鹼度檢測儀（Multi-channel Intraluminal Impedance-pH， MII-pH）是一種新型的食道功能檢查工具，同時有阻抗檢測及傳統食道酸鹼測定的功能，可隨身攜帶，連續記錄24小時。藉由阻抗的變化可以偵測出胃食道逆流的出現，酸鹼測定儀進一步可將逆流分為酸性及非酸或微酸兩大類，對於胃食道逆流疾病的診斷與治療後評估都有其重要的地位。

「胃食道逆流」如何治療及日常生活須特別注意那些事項？

治療胃食道逆流常用的藥物包括一般制酸劑、抑制胃酸分泌的第二型組織胺拮抗劑及質子幫浦抑制劑；此外，促進腸胃道蠕動之藥物，可以增加下食道括約肌的收縮及促進胃之排空，減少胃內容物逆流到食道。其

中，質子幫浦抑制劑是最新一代抑制胃酸的藥物，作用在胃酸產生過程的最後步驟，可以有效的抑制胃酸分泌。效果持續，副作用少，目前是治療胃食道逆流之首選藥物。

日常生活作息方面，避免穿太緊的衣物，保持規律的運動習慣，用餐後避免彎腰提重物或做家事，睡覺時枕頭墊高以及放鬆心情等。飲食方面，盡量少量多餐，避免暴飲暴食，餐後不要立刻平躺，可以多散步以幫助消化，睡前4小時避免進食或吃消夜等。平時避免煙、酒精、茶、咖啡、可樂或其他過甜、過酸或油膩的食物，以免促進胃酸分泌或造成下食道括約肌的放鬆，進而導致胃內食物或酸水容易逆流到食道造成不舒服的症狀。

醫師的叮嚀 →

　　胃食道逆流是現代人常見的文明病，多與肥胖、飲食及生活習慣不良相關。因此，除了配合醫師藥物治療之外，注意飲食、減肥、體重控制，生活型態務必配合改變，方能達到良好的症狀控制與治療效果，避免併發症的出現。

馮馨醇 營養師

胃食道逆流的飲食對策

　　小美是個朝九晚五的上班族，因爲工作的關係，容易緊張，吃飯時間不正常，有時候甚至忙到沒有時間吃，下了班，和朋友一起吃吃到飽、麻辣鍋，是小美認爲最舒壓的一件事。小美常常會有火燒心的感覺，只要吃太飽或太久沒吃，就會出現，最近出現的狀況更頻繁了，不要說吃甜食、喝咖啡了，連吃水果都會出現類似情形⋯。

　　現代人生活繁忙，壓力大，常常忽略飲食，加上飲食不規律造成的生活緊張、腸胃狀況，胃食道逆流漸漸成爲文明病，其實這樣的疾病出現，是一種警訊，告訴民衆務必要注意自身的飲食習慣，避免病情嚴重，造成其他無可挽回的問題。

　　胃食道逆流常與下食道括約肌的壓力改變相關，下食道括約肌位於食道下方，正常情況下可以防止胃酸逆流，胃食道逆流患者常因下食道括約肌壓力降低，增加胃酸逆流的風險，因此，飲食上應避免一些容易降低下食道括約肌壓力的食物種類，在有胃食道逆流的狀況下，也要避免過度刺激的食物，減少刺激粘膜。

預防胃食道逆流飲食原則：

✪ **維持適當合理的體重**：肥胖會增加腹壓、導致胃部排空緩慢，容易加重症狀，建議每個人都應該計算自己的身體質量指數 （Body Mass Index： BMI）＝體重（公斤）/身高平方（公尺），理想 BMI 數值為 18.5～24。

✪ **三餐定時不過飽、少吃宵夜**：一次吃太多食物胃部壓力會增加，另外，研究發現，長時間未進食，會造成下食道括約肌鬆弛，因此定時定量很重要，吃的時候也不能過飽，僅量維持每餐七～八分飽。

✪ **適量的蛋白質食物攝取**：胃酸主要消化蛋白質，蛋白質食物過多，易刺激胃酸分泌，建議維持適當蛋白質攝取 （4～5份的豆、魚、肉、蛋類）。雖然研究指出富含蛋白質食物可增加下食道括約肌壓力，但過多蛋白質，刺激胃酸分泌易造成胃食道逆流患者不適。

✪ **避免高油食物攝取**：高油食物會減低下食道括約肌壓力，拉長胃排空時間，也就是增加食物停留在胃部的時間，甜食或是蛋糕大多為高油、高糖食物，應該避免，再者簡單醣類也就是高甜味的食物直接刺激胃酸分泌。精緻糖類食物須看個人接受程度選擇，若吃甜食易感到脹氣或胃酸者，則應少吃。

✪ **減少茶鹼攝取**：研究指出茶鹼會減少下食道括約肌壓力，且刺激胃酸分泌，可可粉、巧克力、濃茶、咖啡、可樂等富含咖啡因的食物，都有較高的茶鹼含量，若有為食道逆流者，須酌量攝取。

✪ **減少刺激性食物攝取**：嚴重胃食道逆流患者，可能會有黏膜組織發炎，應避免辣椒、咖哩、胡椒等辛辣的食物及調味料，有些酸味較重的水果，如檸檬、柳橙汁等，尤其要避免酒精性飲料及碳酸汽水飲料等。

✪ **戒除菸、酒**：吸菸會減少下食道括約肌的壓力，增加胃酸逆流的風險，有胃食道逆流者也會加重症狀；酒精在身體中會優先代謝，反而減少胃的排空，增加食物停留在胃的時間，加上酒精直接刺激胃酸分泌，戒除菸、酒則是較理想的方式。

✪ **維持適當的排便習慣**：便秘者因如廁習慣，易瞬間增加腹壓，也會加重胃食道逆流，每天適當飲水1500-2000cc以上，可減少便秘的機會。

✪ **每日三蔬二果**：每天三份蔬菜、兩份水果，一份蔬菜為100g重，煮熟約半碗的量，一天加起來，理想為1.5碗，水果平平的兩碗，視為兩份，或是以棒球大小計算，每天兩顆，不建議空腹攝取水果，因水果的簡單糖類會直接刺激胃酸分泌。

✪ **維持適當的運動**：運動能有效增加腸道蠕動，幫助排便，消除壓力及疲勞，但過度運動可能降低食道收縮的能力，因此適當合理的活動即可。

✪ **勿穿過緊的衣服**：有些女性因為愛美，常穿著緊身衣物，緊身衣會增加腹部壓力，造成胃酸難往下排空，也會相對增加胃食道逆流的機會。

胃食道逆流所造成的身體不適嚴重影響生活品質及工作效率，但胃食道逆流是可以透過規律的生活，飲食調整而獲得改善，重視自己的身體，

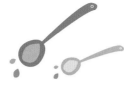

食譜
示範

胃食道逆流飲食

馮馨醇 營養師／**蔡玉山** 廚師

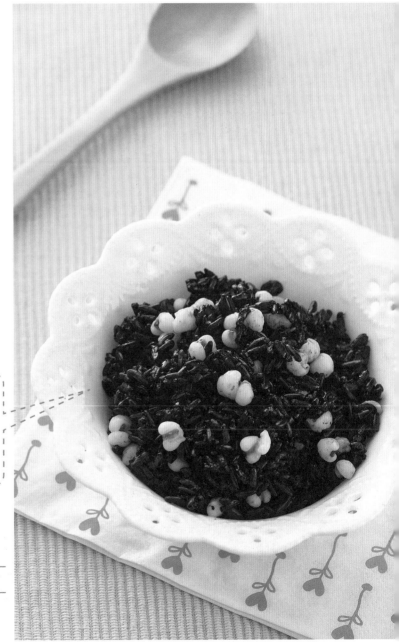

紫玉飯 素
（4人份）

食　材：
紫米140公克（生）
薏仁 60公克（生）

作　法：
1.紫米、薏仁洗淨後浸泡，隔夜或至少
　兩個小時。
2.紫米、薏仁一起蒸煮至熟即可。

烹調技巧叮嚀 →

◆若想吃較軟的飯建議浸泡隔夜，
　因紫米與薏仁煮熟的時間不同，
　若分開烹煮可獲得較好的口感。

♣ 營養健康叮嚀

低升糖指數之食物助於降低胃食道逆流

營養成分分析（每一人份）

蛋白質（公克）	脂肪（公克）	碳水化合物（公克）	熱量（大卡）
8	0	37.5	182

雞肉串燒
（4人份）

食　材：
雞肉塊160公克、筊白筍80公克、小番茄40公克、青椒60公克
迷迭香適量、竹籤一支、味霖少許、醬油少許

作　法：
1.將所有食材切成差不多大小（約6*6cm大小）雞肉用味霖、醬油、迷迭香醃製。

2.用竹籤串起所有食材。

3.預熱烤箱180℃烤箱烤熟，即可食用。

烹調技巧叮嚀 →

◆因為雞肉及其他食材煮熟之後都會縮小，建議食材不要切得太小，作起來會比較美觀好看喔！

❀ 營養健康叮嚀

迷迭香可以消除緊張，減輕壓力，胃食道逆流也和壓力有很大的關係，運用一些舒壓食材也是不錯的選擇喔！

營養成分分析（每一人份）

蛋白質（公克）	脂肪（公克）	碳水化合物（公克）	熱量（大卡）
8	5	3	89

玉米筍炒蒟蒻 素

（4人份）

食　材：
玉米筍150公克、蒟蒻120公克
紅蘿蔔片20公克、碗豆莢50公克
蒜片10公克、鹽1小匙、香油半湯匙

作　法：
1. 玉米筍、蒟蒻仔細清洗乾淨之後斜切，碗豆莢去粗絲。
2. 將玉米筍、蒟蒻入滾水汆燙後撈起備用。
3. 蒜頭片爆香後加入玉米筍、蒟蒻、碗豆片後炒熟，最後加上胡蘿蔔拌炒，加入鹽及香油後拌勻即可。

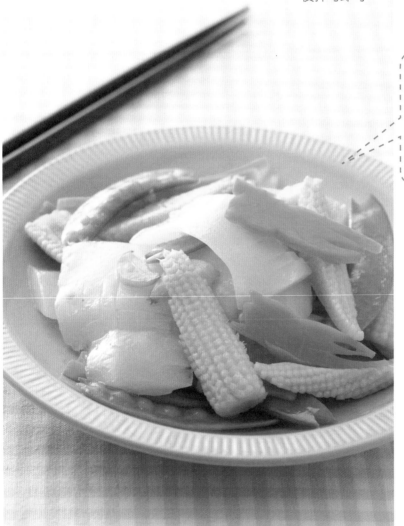

烹調技巧叮嚀 →

◆ 最後加上胡蘿蔔拌炒可維持脆度，若喜歡軟爛口感者，可以提前將胡蘿蔔下鍋。

♣ 營養健康叮嚀

蒟蒻含有豐富的水溶性纖維素，有助於排便順暢，減少腹部壓力，降低胃食道逆流的風險。

營養成分分析（每一人份）

蛋白質（公克）	脂肪（公克）	碳水化合物（公克）	熱量（大卡）
3	9	3	105

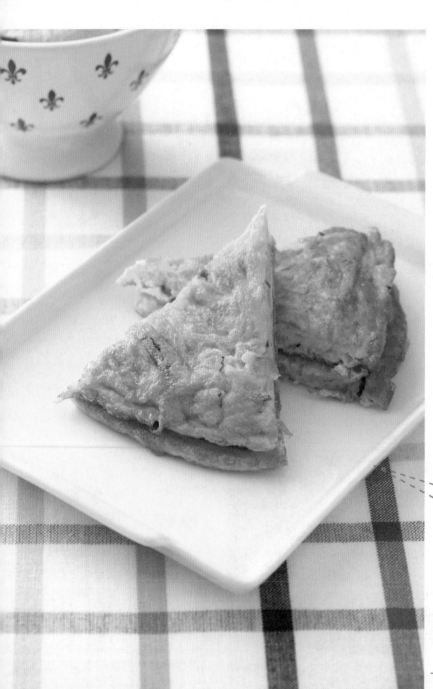

南瓜烘蛋
（4人份）

蛋 素

食 材：
南瓜絲150公克、蛋4個
香菇高湯100公克
香菜少許、鹽適量

作 法：
1.南瓜去皮刨絲。

2.打蛋混勻，加入香菇水和鹽，
　與南瓜絲段混合拌勻。

3.平底鍋倒入1茶匙，油倒入混
　勻的南瓜蛋，倒入已經遇熱的
　烤箱慢烘至表面凝固即可切片
　擺盤。

烹調技巧叮嚀 →

◆若喜歡吃較嫩的烘蛋，
　可將水的比例稍微拉高

❀ 營養健康叮嚀

適量蛋白質食物可以增加下食
道括約肌的壓力，抗胃酸逆
流。

營養成分分析（每一人份）

蛋白質（公克）	脂肪（公克）	碳水化合物（公克）	熱量（大卡）
10	8	6	136

五行蔬菜湯 (素)

（4人份）

食　材：
玉米（塊） 150公克、芹菜（段） 20公克
紅蘿蔔（塊）50公克、白蘿蔔（塊）120公克
香菇（乾） 30公克

作　法：
1. 乾香菇浸泡至少十分鐘，將西芹、紅、白蘿蔔洗淨備用。
2. 以玉米、紅、白蘿蔔、香菇作為湯底熬煮。
3. 完成後加入芹菜配色即可。

烹調技巧叮嚀 →

◆ 若非素食者可加入少許柴魚片增加湯的鮮味

♣ 營養健康叮嚀

若有痛風不適合食用菇類的病人，可添加少許紫菜取代。

營養成分分析（每一人份）

蛋白質（公克）	脂肪（公克）	碳水化合物（公克）	熱量（大卡）
3	9	3	105

楊培銘 醫師

寶貝你的肝，彩色你的人生

臺灣肝病現況及其成因

在臺灣，肝病相當常見，每年因慢性肝病、肝硬化及肝癌而過世的至少超過一萬人，大約每40分鐘就有一個人死於肝病。臺灣肝病盛行之主要原因，在於Ｂ型肝炎病毒慢性感染者人數眾多，約佔全人口之15～20%。除了慢性Ｂ型肝炎，病毒性肝炎還包括Ｃ型肝炎病毒所造成的急、慢性Ｃ型肝炎，不過其發生率與世界各國差不多，約佔全人口之2～6%。目前臺灣的慢性肝病患者，80～85%是Ｂ型肝炎病毒及Ｃ型肝炎病毒所造成的。除了病毒性肝炎，酒精及藥物是導致肝病的另外兩種主要的非病毒性成因，近年來逐漸增加的非酒精性脂肪肝炎，則是因肥胖所造成。

十多年前，有一個令人觸目驚心的廣告：「肝哪好，人生是彩色；肝哪不好，彩色變黑白」，顯示人們對肝病的畏懼及無奈。然而，21世紀的現在，情況已有了很大的改變，我們已能積極寶貝自己的肝臟，讓人生持續維持彩色。

如何發現肝病

肝病是沉默的殺手，大多數急、慢性肝炎，甚至肝硬化及肝癌，都沒有症狀，一旦有症狀，常已病入膏肓。所以要瞭解自己有無肝病，需要依賴抽血檢驗及腹部超音波檢查：

1.**肝炎是否存在**：抽血檢驗 AST（GOT）及 ALT（GPT）。

2.**是否為 B 肝病毒／ C 肝病毒慢性感染者**：抽血檢驗 B 肝病毒表面抗原（HBsAg）／ C 肝抗體（Anti-HCV）。

3.**肝硬化是否存在**：腹部超音波檢查。

4.**肝癌是否存在**：抽血檢驗血清甲種胎兒蛋白（AFP）及腹部超音波檢查。若已確知有 B 肝或 C 肝病毒慢性感染，一定要定期、長期追蹤，接受抽血檢驗 AST（GOT）、ALT（GPT）及AFP，也要接受超音波檢查。即使慢性肝病不是 B 肝或 C 肝病毒所造成，也要遵循類似的追蹤模式，才能早期發現肝臟病況，及早接受合宜有效之治療。

肝病能治療嗎？

21世紀的今天，醫界對 B 型肝炎、C 型肝炎及肝癌皆已擁有一些相當有效的治療方式及藥物，不但能控制病情，甚至能使其痊癒：

1.**慢性 B 型肝炎**：干擾素注射及五種口服抗病毒藥物可用以控制病情，使肝炎不會持續存在，避免演變成肝硬化。不幸已有肝硬化的病人，也能因控制肝炎而使其情況穩定下來，大大減少併發症（腹水、食道／胃

靜脈曲張出血,肝昏迷)之發生,使病人生命較不受威脅。

2.**C型肝炎**:不論急性或慢性,皆應接受治療,有70%以上機率可以痊癒,目前主流藥物為合併干擾素注射及口服雷巴威林藥物。對於治療無效或無法接受干擾素療法的病人,特別是肝硬化患者,最近也有一些全口服抗Ｃ肝病毒藥物陸續在美國、日本上市,其治癒率可達80%以上。

3.**肝癌**:現在已有許多種治療方式,手術切除是最佳之道,電燒的效果也接近手術切除,若不適用前述兩種治療方式,肝動脈栓塞術也有相當不錯的療效。能夠應用這些治療的先決條件是癌瘤不能太大,換言之,就是要早期發現,這也是定期追蹤之目的。

4.**酒精性肝病之治療方式祇有戒酒一途。**藥物性肝病要找出導致肝炎之藥物並停用之。至於肥胖所導致之非酒精性脂肪肝炎,則需減胖才能消除之。

預防之道

預防重於治療,目前已有Ｂ型肝炎疫苗,臺灣自1986年開始全面實施的新生兒Ｂ型肝炎疫苗注射,已收到莫大的成效,最近十年出生的孩童,其帶原率已降至1%以下。在此要順便一提的是,年輕一代應接受Ａ肝疫苗注射,以避免因罹患急性Ａ型肝炎而導致肝衰竭。此外,不要酗酒,也要注意體重,更不要過度濫用藥物及保健物品。

生活起居及飲食應注意之處

　　一般無症狀的肝病患者，其日常飲食與一般人無異，祇要營養均衡、熱量適中即可。已有併發症之患者，則需視狀況調整其飲食內容，例如：肝昏迷患者要限制蛋白質之攝取量，有腹水之患者可能要限鹽、限水，曾有靜脈曲張出血之患者不宜食用太硬的食物。飲食之外，生活作息宜規律，不要熬夜。

醫師的叮嚀 →

　　總結說來，寶貝我們肝臟的最佳方式就是要瞭解自己有無肝病，更要預防肝病之發生。萬一不幸已有肝病，也應積極就醫，適時接受治療，使其痊癒或控制病情，則人生依然會是多彩多姿的。

鄭千惠 **營養師**

守護肝不卡油

「肝炎、肝硬化、肝癌」是我們所熟知的肝病三部曲，我們一度將肝病視為國病，為消滅國病，許多肝病防治專家大聲疾呼預防肝炎的重要性，因此自民國73年開始，臺灣新生兒全面施打B型肝炎疫苗。換句或說，臺灣多數七年級的年輕人體內應有B型肝炎的抗體，當我們高興的以為從此不再為B型肝炎所苦時，近期醫界又發現，約有10%脂肪肝的患者有機會發展成「脂肪肝炎」，2～5%會發展成「肝硬化」，最後約有2～3%的人有機會發展成讓人聞之色變的「肝癌」！

愈來愈多研究發現，「脂肪肝」是一個既常見又嚴重的問題，你我絕不可以忽視它的存在。據統計2013年輔仁大學及陽明大學的研究統計，台北地區脂肪肝的發生率為48.8%，且脂肪肝的的發生男性高於女性（男57.8% VS 女32.4%）；由於脂肪肝發生時身體無不適感，因此很多人初期會不以為意，然而若長期坐視脂肪肝惡化，恐將造成無法彌補的後果。但好消息是，脂肪肝多由飲食造成，只要飲食控制得宜，多數患者可以回復健康，擺脫「肝不好」的宿命。

如果脂肪肝真的可以由飲食來控制，我們該怎麼做呢？由於現代人喜歡享受精緻美食，且外食的機會偏高，無形中容易攝取過高的油脂、糖分

及熱量，長期攝取導致脂肪肝，因此建議民眾在選擇食物時應避免過量攝取高油高糖的食物。

所謂高油脂的食物，除了我們所熟知的油炸、油煎等高油烹調方式外，還包含芶芡的燴飯、市售絞肉食品、乾拌麵、部分烘焙食品等都屬於高油脂的食物。民眾應以瘦肉片或新鮮魚類取代絞肉，清湯麵取代乾拌麵，以及以健康穀類、種子類等食物取代精緻烘焙食品。

炎炎夏日，一杯冰涼的飲料是多數人的最愛，再次提醒你一杯600～700cc的飲料約含有60公克的蔗糖（果糖），每日一杯飲料將攝取過量的精緻糖及熱量，建議喜歡喝飲料的朋友仍應以無糖飲料取代含糖飲料，以免無形中喝掉自己的健康。

除了避免高油食品，食物的採買及保存也要加以注意，有些家庭習慣購買一大包的白米放置在米缸中慢慢吃，即便長了米蟲還是持續食用，由於存放太久的舊米容易滋長黴菌產生黃麴毒素，因此，購買白米（雜糧米）時以小包裝為宜，此外還有許多民眾喜歡吃花生，別忘了花生的產季是在每年的6～7月及11～12月，因此我們建議民眾應在花生盛產的季節購買且應挑選外殼完整的花生，以免誤食遭黃麴毒素汙染的花生產品。

脂肪肝多由飲食造成，一旦發生應尋求專業醫療人員的協助，規律作息，注意飲食控制，擺脫肝苦的宿命，許自己一個彩色的人生。

食譜示範

降低脂肪肝飲食

鄭千惠　營養師／楊凱鈞　廚師

海苔飯糰
（4人份）

食　材：
胚芽米/薏仁/燕麥各50公克
白米100公克、海苔酥4茶匙

作　法：
1. 胚芽米、薏仁及燕麥洗淨，先以溫水浸泡1-2小時。
2. 白米、胚芽米、薏仁及燕麥放入內鍋加水2杯，放入電鍋中煮熟。
3. 待開關跳起後用飯匙翻熟備用。
4. 將飯盛入飯糰模型中，放入海苔酥，擠壓成型後即可食用。

❧ 營養健康叮嚀

衛服部將全穀類的攝取放在每日飲食指南中，希望國人所攝取的主食有1/3來自全穀類，而近年來有數十篇研究分析指出，每日全穀物攝取達48公克可以有效降低糖尿病、心血管疾病及肥胖的發生率；1個海苔飯糰即可供應38公克的全穀類，讀者可依自己的喜好以各種雜糧來搭配美味可口的養生飯糰。

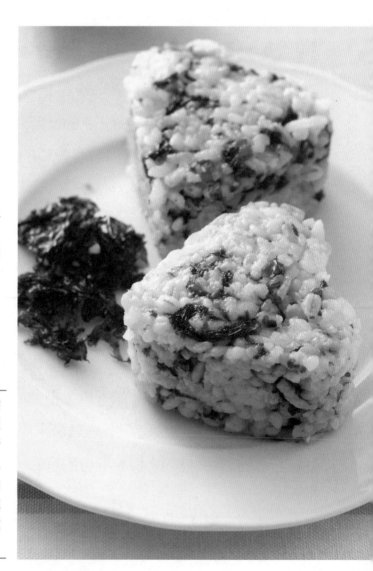

營養成分分析（每一人份）

蛋白質（公克）	脂肪（公克）	碳水化合物（公克）	熱量（大卡）
4.5	6.2	46.5	211

串烤魚
（4人份）

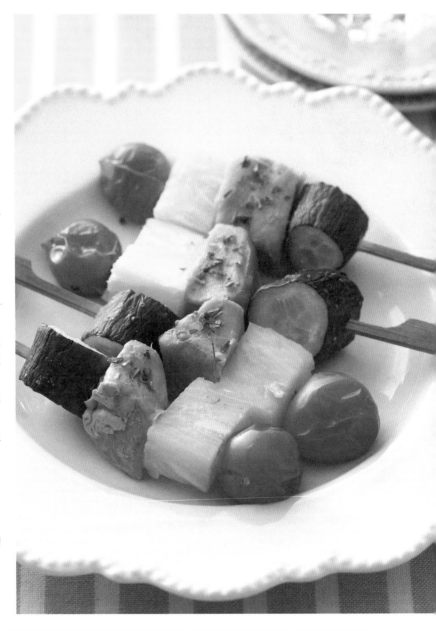

食　材：
鮪魚280公克、鳳梨300公克
小黃瓜100公克、聖女番茄8顆
八吋鐵砲串

調味料：
鹽巴1茶匙、義式香料少許、
洋蔥末1大匙

作　法：
1. 鮪魚切大丁狀（4cm*4cm*4cm），用調味料醃製30分鐘後備用。
2. 鳳梨去皮切大丁（4cm*4cm*4cm）備用。
3. 小黃瓜洗淨去頭尾切小段（4cm）備用。
4. 取一鐵砲串，串上魚、鳳梨、小蕃茄、小黃瓜即可。
5. 烤箱先預熱180℃，10分鐘。
6. 放入鮪魚串，設定180℃烤約10分鐘即可。

❀ 營養健康叮嚀

深海魚含有豐富的Omega-3 脂肪酸，可以抑制人體的發炎指數，鮪魚是國人常吃的深海魚之一，國人習慣以生食的方式吃鮪魚片，然而不吃生魚片的人往往不知如何料理鮪魚，民眾可嘗試將鮪魚稍醃製後用串燒的方式無油烹調，讓鮪魚料理除了生食外有更多的變化性。

營養成分分析（每一人份）

蛋白質（公克）	脂肪（公克）	碳水化合物（公克）	熱量（大卡）
14.2	10	10	187

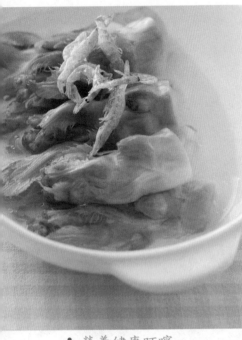

開陽娃娃菜（4人份）

食　材：
高山娃娃400公克、植物油1匙
櫻花蝦數隻、蒜末3公克
海鮮高湯200cc

調味料：
鹽巴1/2匙

海鮮高湯做法：
300cc開水煮滾後放入雞骨及干貝熬煮30分鐘備用。

作　法：

1.高山娃娃洗淨、切塊、汆燙熟後備用。

2.炒鍋放入沙拉油及蒜末，炒香後調味並用高湯勾芡。

3.娃娃菜灑上櫻花蝦後即可食用。

營養成分分析（每一人份）

蛋白質 （公克）	脂肪 （公克）	碳水化合物 （公克）	熱量 （大卡）
1.7	6.7	5	88

❀ 營養健康叮嚀

抱子芥菜又稱兒菜或高山娃娃菜，屬於十字花科的蔬菜與芥菜同屬，高山娃娃菜的口感要比芥菜好很多，甘甜而不帶苦味，不敢吃芥菜的人可以試試高山娃娃菜也許會有新的驚喜喔。

金線蓮養肝湯（4人份）

食　材：
白蘿蔔200公克、牛蒡100公克
胡蘿蔔60公克

高湯材料：
金線蓮包、鹽巴1茶匙

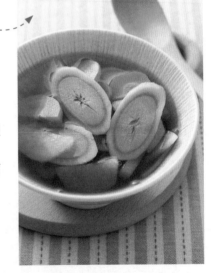

作　法：

1.牛蒡洗淨後去皮、切成片泡水備用；白蘿蔔及胡蘿蔔洗淨後切片。

2.高湯煮開，放入牛蒡先煮10分鐘後，再放入白蘿蔔及胡蘿蔔煮熟加鹽調味後即可食用。

❀ 營養健康叮嚀

根據據李時珍在《本草綱目》中的記載，金線蓮具有養血、涼血、護肝、清熱解毒之功效；因此可利用金線蓮搭配各種食材一同燉湯。根據高雄醫學院林哲民及台北醫學院楊玲玲教授的研究報告（1990年）指出臺灣金線蓮具有保肝的作用。

營養成分分析（每一人份）

蛋白質 （公克）	脂肪 （公克）	碳水化合物 （公克）	熱量 （大卡）
0.9	0	4.5	22

涼拌芝麻雞
（4人份）

食　材：
清雞肉片180公克、大黃瓜300公克
紫洋蔥200公克、香菜30公克
太白粉1匙

調味料：
蒜仁6粒、醬油4匙、黑醋2匙
炒香白芝麻2匙、花椒粉1/2茶匙
香油2茶匙、糖2匙、冷水1杯

醬料做法：
將調味料的材料放入食物調理機中
一同攪打後即為醬料，備用。

作　法：
1. 雞肉洗淨後切絲，用太白粉及白胡椒
   粉醃製後備用。
2. 大黃瓜去皮去籽切薄片後備用。
3. 紫洋蔥去皮洗淨後切細絲，泡冰水。
4. 香菜洗淨去頭，切碎末備用。
5. 備水，煮滾後放入已醃過的肉絲，燙
   熟後備用。
6. 將燙熟的雞肉絲與大黃瓜、紫洋蔥、
   香菜及醬料拌在一起後即可食用。

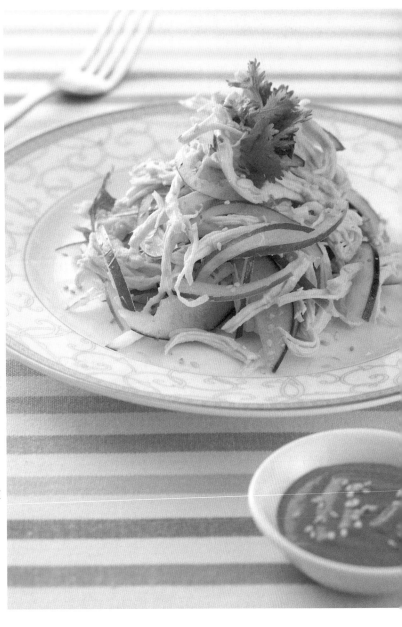

❀ 營養健康叮嚀

黑白芝麻中所含的「芝麻素」是很好的抗氧化劑，能在體內發揮強力的抗氧化作用以強化肝臟機
能。涼拌芝麻雞是採用油脂較少的雞胸肉搭配芝麻醬，並以芝麻為原料取代傳統的醬料，達到養
肝的功效。

營養成分分析（每一人份）

蛋白質（公克）	脂肪（公克）	碳水化合物（公克）	熱量（大卡）
10.3	11.5	16	209

梁金銅 醫師

腸保健康──談大腸直腸癌

大腸直腸癌目前是臺灣地區十大癌症死因的第三名。近20年來,臺灣地區的大腸直腸癌的發生率節節上揚,究其原因有三:

1.由於診斷工具的進步,使得大腸直腸癌的診斷率提高了。

2.人口結構的老化,如眾所周知,大腸直腸癌常發生於中老年人。

3.生活環境的變化,即飲食西洋化。加上隨著時代進步,科學化工食品取代天然食品,如農藥、毒油、毒澱粉、起雲劑、防腐劑、化學果汁或二甲基黃等食品添加物等因素也不可小覷。

目前臺灣大腸直腸癌的發生率已達每十萬人口約45人左右,臺灣每年約有超過一萬位新病例。因此,大腸直腸癌實在是不容忽視的疾病。

大腸直腸癌是怎麼形成的?

大腸直腸癌起源於腸壁黏膜細胞的變性與增生。如眾所周知,腸黏膜含有許多分泌消化液的腺體。因此,大腸直腸癌絕大多數是屬於「腺癌」,即這些腫瘤組織在病理切片下,仍然具有「腺體」的外觀。然而,癌細胞畢竟與正常黏膜細胞不同的,其分化程度亦有高下,分化良好者,

則會有腺體外觀，分化不良者，則細胞排列紊亂，醫師根據這些病理切片的描述，即可預測癌細胞的「惡性度」，即使病患們得到同樣一種癌症，亦有生物學侵襲性不同的差別。而到底是什麼原因造成正常黏膜生長的紊亂呢？這其中牽涉到腸黏膜細胞內在與外在因素。內在因素如：

❶細胞內遺傳物質的老化，正如前面所述，臺灣地區大腸直腸癌的發病平均年齡約為68歲。

❷遺傳基因素質不良，大腸直腸癌的患者中有少部份（約在5％以下）具有遺傳傾向，即家族中有許多人罹患癌症。具有此傾向者，應在醫師指示下，進行家族篩檢與定期檢測。

至於外在因素，最常被提到者包括飲食型態與環境污染，目前一般認為纖維質食物攝取太少、攝取太多肉類、或食物太精緻化，會使大便通過大腸的平均時間拉長，而肉類食物攝取太多，會造成膽酸的分泌增多，且飲食太精緻會造成致癌物在腸道內停留太久，這些種種互為因果的因素加在一起，就會使得腸腔內的黏膜遭受刺激而引發癌症。另外一些常被提到與大腸直腸癌有關的因素包括肥胖、脂肪攝取過多、體能活動量少、蔬菜中的葉酸、鈣質的不足、維他命、抗氧化劑、阿司匹靈，以及其他抗發炎藥劑等林林總總。不過值得一提的是，上述諸多致癌因子，目前仍是瞎子摸象，尚未有定論。目前對抗大腸直腸癌的最佳策略，仍是「早期診斷，早期治療」，不論大腸直腸癌的致癌機轉為何，絕大部份的大腸直腸癌都是由良性息肉逐漸演變而來，若能在癌變之前，將息肉切除，自然是遏止大腸直腸癌最簡單有效的方法了。

大腸直腸癌的診斷

（一）從腹脹、糞便中觀察：

大腸直腸癌大部發生在乙狀結腸和直腸部。大腸癌的症狀則依其發生位置而有所差別。一般而言，發生於右側大腸的癌症，較常表現的是：大便出自、潛血，以及貧血現象。而左側大腸的癌症，則會表現在大便習慣的改變。

癌症發生於直腸或乙狀結腸時，病人常會有大便次數增加、想解大便但解不出（裡急後重）、大便有點黏液出現且混著血液。另外還腹脹、腹痛、體重減輕，或甚至不自覺地摸到腹部有一個腫塊等，亦是大腸直腸癌的常見症狀。而至於病人表現出肝臟腫大，或甚至腹膜炎，極度腹脹等症狀時，大抵表示大腸癌已發展至相當程度了。

（二）診斷工具的使用：

由於大腸直腸癌的初期大都沒有症狀，醫師在聆聽病人的主訴之後常會藉助下列檢查工具，以確定癌症的存在甚至分期，下列是大腸直腸外科常使用的診斷方法：

1.**大便潛血的檢查**：國民健康局目前已針對50到69歲以上的成人實施免疫法的大便潛血檢查，只是篩檢率只有34.2%。在實施大便潛血檢查時，在食物或藥物的使用上，必須根據醫師的指示有所限制，以免發生檢查偽陽性和偽陰性的情況。

2.**肛門指診**：病人接受指診通常會覺得不太舒服，不過肛門指診對直腸癌的診斷實在具有相當的價值。值得強調的是大部份的直腸癌都是在醫

師手指可以達到的範疇。假如您因直腸肛門症狀去找直腸外科醫師，而他沒有爲您做肛門指診，表示該醫師並沒有重視您的問題。

3.**大腸鏡檢查**：健檢最好必須包括大腸鏡檢查，因爲它既不昂貴，而且也彷彿「照妖鏡」一般，能夠在電視畫面上直接看出任何大腸的腫瘤，至於一些良性的息肉性病灶，也可以透過大腸鏡直接做切除手術。根據調查一般人都相當懼怕大腸鏡檢查，因爲大腸全長從肛門到大腸與小腸交界處的迴盲瓣約150公分，這中間還必須經過好幾個轉折；做大腸鏡前必須喝大量的水及絕不可口的清腸藥；而在實施的過程中必須充氣鼓起腸腔以利實際觀察，會使人肚子鼓脹不舒服。幸運的是，目前已有朦朧麻醉的方法，也就是一般俗稱的無痛大腸鏡可以使用。麻醉大腸鏡的方法是，實施大腸鏡檢查之前給予靜脈注射麻醉藥，使病患睡著約20分鐘。等病患醒過來之後，檢查已經完成。一般病患對此種方法滿意度相當高。只是約需自費4000元左右。

4.**鋇劑灌腸攝影**：此檢查方法可以協助大腸直腸癌的定位，而且在少數病患大腸直腸同時有兩顆以上的腫瘤也可藉助此法得到診斷，另外，鋇劑灌腸攝影也可以實際觀察整個大腸實際蠕動的情況，對慢性便秘病患的診斷有所助益。只是，目前由於64切電腦斷層攝影的廣泛使用，此檢查法比率比以前略降。

5.**癌胚抗原（CEA）檢查**：由於專一性並不高，並不用在第一線篩選檢查之用，不過對高度懷疑的病患，亦不失爲一種良好的診斷佐證工具。而術前之血清CEA值與病患術後預後有關。值得一提的是，抽菸或是慢性肝炎的患者，血中的CEA值也會偏高。此時，可以抽血定量DR-70，以便和CEA互相比對。不過，DR-70的檢測並不在健保給付範圍，病患約需自

費5000元。

6.**腹部超音波**：可以了解是否有肝轉移的情況，若仔細觀察亦可對腹腔內的腫瘤做進一步偵測。此法的好處是沒有放射線的暴露。

7.**電腦斷層檢查（CT）或核磁共振（MRI）掃描**：對大腸直腸癌病患而言，CT的檢查範圍必須包括肺臟、腹腔及骨盆腔。以目前的CT及MRI檢查技術，病患術前的腫瘤局部侵犯或遠處轉移情況診斷可說是十分精準。

8.**胸部X光檢查**：當懷疑病患是否有肺轉移時用之。

9.**骨骼掃描**：確定病患有否骨骼轉移。

10.**正子掃描（PET）**：此種方法比上述電腦斷層攝影或核磁共振顯影更精準，CT及MRI一般只能偵測一公分以上的腫瘤，而PET更精準，約0.5公分的大腸直腸癌或甚至良性息肉就可以偵測得到。健保可以給付正子攝影在已確認大腸直腸癌病患的分期之用，然而，當病患以此法篩檢大腸直腸癌，目前尚未在健保給付範圍，病患需自費約4萬元。值得一提的是，正子攝影雖然精準，但有些發炎情況也會誤診成為癌症，也就是有一定比例的偽陽性情況，造成無謂的恐慌。

大腸直腸癌的治療

大腸直腸癌的病患在治療上目前仍以手術的切除為主。由於大腸的主要功能是吸收水分和礦物質，以及製造一些維他命，因此，切除大半的大腸對整個功能並無重大影響。

一般大腸癌切除原則是除了將癌症所在的那一段腸管切除之外，尚須加上淋巴結的廓清。而由於淋巴結的走向是和腸道血管平行，所以淋巴結

的廓清範圍常是參照著血管的走向而定。目前在大腸癌的術式已相當固定，當腫瘤位於右側大腸就必須做右半結腸切除術，當腫瘤位於降結腸則必須做左半結腸切除術，而乙狀結腸及直腸癌則必須實施前位切除術或低前位切除術。直腸癌若發生於遠端直腸，也就是腫瘤位置在肛門口以上5公分以內時，通常必須將肛門及其周圍的組織切除，此時病人必須終身仰賴開口於腹壁表面的「人工肛門」排便。

因一般病人較無法接受沒有肛門的事實，而且也由於縫合器械的進步，所以一旦病人堅持保留肛門時，醫生也會勉為其難地將切除腫瘤後的腸管接合而將肛門保留下來，不過要強調的是此時病人的癌症廓清情況會較差，而且若勉強將腸管接起來，由於肛門附近括約肌的破壞，病人有時也會有大便頻率過高的情況。另外直腸癌病患在術後也可能併發排尿與性功能的障礙。

大腸直腸癌的預後狀況

大腸癌的預後與分期有極大的相關，一般大腸癌分成四期，且其五年存活率依次遞減。第一期的病人大抵可以治癒，其五年存活率高達百分之九十五；第二期的病患五年存活率為百分之八十五；第三期的病患五年存活率為百分之七十五； 於第四期的病人其五年存活率則只有百分之十而已，一般而言第四期的病患約只可存活兩年半。由此可見「早期診斷，早期治療」的重要性。大腸直腸癌的輔助療法，包括放射線治療及化學治療。針對直腸癌病患，也可以給予放射線治療，而放射治療以術前實施效果較佳。化學治療藥物除了傳統的5-Fu和Leucovorin兩種藥物之外，目前

亦有oxaliplatin 和 irinotecan這二種藥物可以使用，而健保局對第四期病患目前也將兩種標靶治療藥物Bevacizumab及Cetuximab列入給付。因此整體來說，大腸直腸癌的治療成績要比其他消化道癌症來得好。

結語：

以下數點在大腸直腸癌的防治上是極具意義的：

❶主食中增加蔬菜和水果的攝取量，點心也儘量以蘋果或柑橘等蔬果取代巧克力、餅乾、或炸芋片。

❷切忌抽煙與飲酒過量。

❸減少高動物脂肪以及卡路里過度攝取，肉類的攝取儘量以魚類或家禽取代牛肉、羊肉和豬肉。

❹增加體能活動量以及避免肥胖。

❺五十歲以上的成年人儘量要接受免疫法大便潛血篩檢及盡可能定期接受大腸鏡檢查。

❻當出現大便出血、大便習慣改變、反覆裡急後重感、或腹部絞動等症狀，要儘速找醫師診察。

❼當家族中有人罹患癌症或家族性大腸腺性息肉（FAP）患者，一定要及早接受大腸直腸癌篩檢。

❽阿司匹靈和其他非類固醇消炎劑（NSAIDs）目前已漸漸被公認具預防大腸直腸癌效果，高危險群健康成人可在醫師建議下服用。

❾定期抽血檢查以及早發現三高情況（高血糖、高血脂、高血壓）及代謝症候群情況。

黃雅珮 **營養師**

預防大腸癌飲食

　　大腸癌在歐洲及美洲已成為最常見之惡性腫瘤之一，過去十年間，在臺灣罹患大腸直腸癌的病人，快速的增加，根據（衛生福利部國民健康署）統計，民國101年大腸直腸癌位居臺灣十大癌症死亡原因的第三位，且在民國98年之癌症登記資料中顯示，大腸直腸癌是人數增加最多之癌症。因此如何預防大腸直腸癌，漸漸變成全民不可忽視的重要議題。

　　許多國內外的文獻明確指出飲食與大腸直腸癌的相關性，飲食中紅肉、高脂肪、低纖維、低葉酸及維生素D和鈣缺乏等，都會增加罹患大腸直腸癌的風險。近來熱烈討論紅肉攝取與大腸直腸癌直接相關，許多民眾可能因過量攝取紅肉，造成減少蔬菜、水果和纖維質攝取，間接增加大腸直腸癌的風險性，究竟

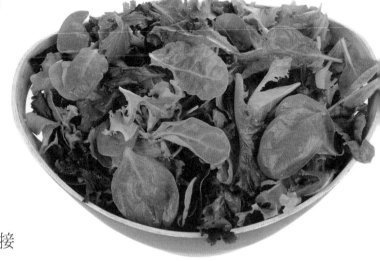

應該如何降低大腸直腸癌的風險？讓我們從飲食出發。

1.充足的纖維：蔬果五（三份蔬菜+兩份水果）、七（四份蔬菜+三份水果）、九（五份蔬菜+四份水果），主食以全穀類根莖類取代精緻主食。

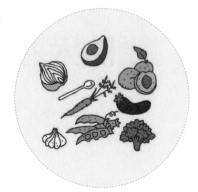

2.避免高油脂食物：舉凡糕餅類、冰淇淋、零食點心類都為高油脂食物，淺嚐即止，另外油炸和肥肉也應儘量避免。

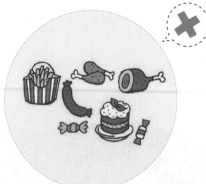

3.避免過量紅肉攝取（含加工肉品）：紅肉有豐富的鐵質，也是人體最好吸收的形式，不需完全避免，但也不應過量攝取，每天建議最佳蛋白質攝取量為4～5份，紅肉可佔1～2份。（1份約3根手指=1盎司）

4.養成每天運動習慣：幫助控制體重，研究指出太過靜態的生活模式和肥胖都會增加大腸癌的風險，且運動有助於舒緩緊繃的情緒。

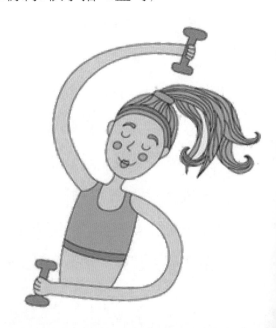

5.足夠的鈣質、維生素D及鎂的攝取：牛奶、起司、小魚乾等食物有大量的鈣質可每天適量攝取（例:1～2杯低脂

奶、1～2匙小魚乾）；另堅果類有豐富的
鎂，可每日攝取1～2湯匙；而維生素D可經
由照射太陽獲得活化。

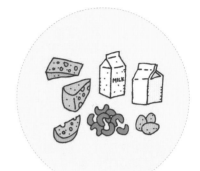

6.養成良好排便習慣。

7.避免過多刺激性食物（辛辣）和抽菸酗酒。

8.早期發現：醫院有提供免費糞便篩檢，民眾
應養成定期篩檢習慣。

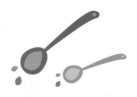

 食譜示範

預防大腸癌飲食

黃雅珮　營養師／楊凱鈞　廚師

義式豆泥蕃茄鮪魚

（4人份）

 食 材：

材料1.

豆泥部分
綠橄欖60克
鷹嘴豆（蒸熟）120克
橄欖油30克、檸檬1顆
大蒜2-3瓣、白芝麻醬40克
鹽5克

材料2.

新鮮鮪魚140克、牛蕃茄100克

- - - - - - - - - - - - - - - - - - - -

作 法：
1. 將材料1.放入果汁機中打成泥狀備用。
2. 鮪魚及蕃茄切片。
3. 備一鍋滾水，將鮪魚快速汆燙後盛盤。
4. 將豆泥淋在材料2.上。

烹調技巧叮嚀 →

◆ 低溫烹調可完整保留橄欖油之維生素E，且減少高溫時肉類產生之致癌物質異環胺。

❀ 營養健康叮嚀

有研究指出富含橄欖油及海鮮的地中海飲食可以幫助降低罹患大腸癌的機會。

營養成分分析（每一人份）

蛋白質（公克）	脂肪（公克）	碳水化合物（公克）	熱量（大卡）
12	15	30	303

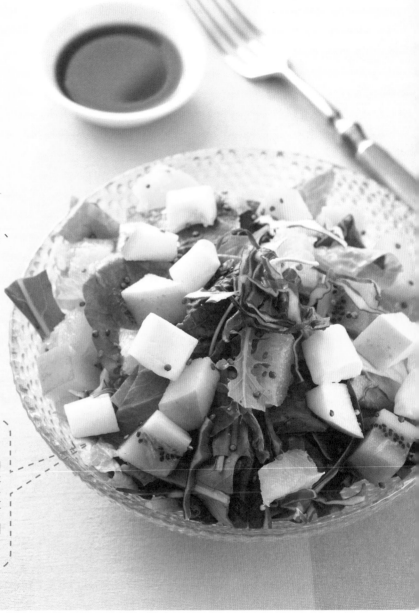

藜麥水果沙拉

（4人份）

食　材：
藜麥75克（生）、紫色高麗菜50克
蘿蔓生菜50克、芝麻葉30克
羽衣甘藍50克、低脂起司140克
柳橙260克、奇異果130克
蘋果115克、紅酒醋120克

作　法：
1. 沙拉：將紫高麗菜、蘿蔓、芝麻葉、水果洗淨，切成約一口大小。
2. 低脂起司切成小丁。
3. 藜麥用滾水燙過後瀝乾蒸熟。
4. 將所有食材混合拌勻。

烹調技巧叮嚀 →

◆沙拉好吃的技巧：先用溫水（約36-39度）流水將生菜洗淨，將水瀝乾，否則多餘水分會稀釋紅酒醋的味道，放入冰水冰鎮一下撈起，可保留爽脆口感。蘋果則可用少量檸檬汁減緩褐變。

♣ 營養健康叮嚀

藜麥含高纖維可幫助腸道蠕動，十字花科蔬菜含有特殊植化素、硫化物，生食可幫助抗癌；奇異果富含維生素c可以增加低脂起司鈣質的吸收。

營養成分分析（每一人份）

蛋白質（公克）	脂肪（公克）	碳水化合物（公克）	熱量（大卡）
10	4	47	264

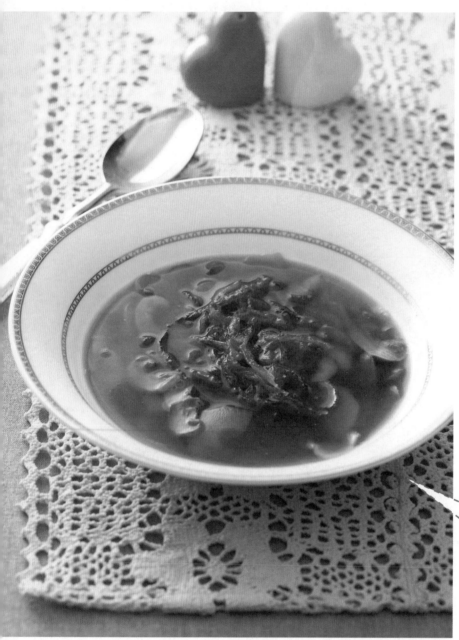

洋蔥蘑菇湯
（4人份）

食 材：
洋蔥200克、洋菇100克
紅蘿蔔80克、月桂葉1片
百里香少許、白酒120毫升
高湯400毫升、麵粉60克
蒜末2-3瓣、橄欖油30克
黑胡椒少許

作 法：
1.洋蔥切絲、洋菇切薄片、紅蘿蔔切片。
2.將洋蔥、紅蘿蔔、蘑菇和蒜末及麵粉拌炒至變褐色。
3.將高湯及白酒加入鍋中，轉小火燉煮。

烹調技巧叮嚀 →

◆麵粉為幫助上色用，若喜歡清爽口感可以不放，熱量更低。

★洋菇

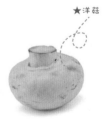

❧ 營養健康叮嚀

洋蔥及洋菇富含水溶性纖維是幫助腸道益菌生長的好幫手。

營養成分分析（每一人份）

蛋白質（公克）	脂肪（公克）	碳水化合物（公克）	熱量（大卡）
2	8	25	180

生活習慣殺手

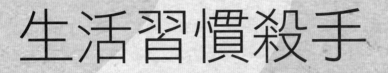

● 莊志明 醫師

預防代謝症候群

隨著臺灣經濟的起飛及物質生活的提升，近年來國人罹患腦心血管疾病也愈來愈多，依據衛福部針對2013年國人十大死因的統計結果，心臟疾病佔了第二位、腦血管疾病佔了第三位，約每30分鐘就有一個人因心臟疾病去世、約每50分鐘就有一個人因腦血管疾病去世。這當然是許多因素造成的結果，而代謝症候群在其中是扮演著重要的角色。

何謂代謝症候群？

代謝症候群指的是腹部肥胖、血糖和血壓偏高、血脂異常等危險因子的群聚現象，又稱作「一粗、二高、血脂異常」。根據我國國民健康署，有3項（含）以上危險因子者，即可判定為代謝症候群；若少於三個則稱為代謝症候群之高危險群。

	危險因子	異常值
一粗	腹部肥胖	腰圍： 男性≧90公分（35.5吋） 女性≧80公分（31.5吋）
二高	血壓偏高	收縮壓 ≧ 130 mmHg 舒張壓 ≧ 85 mmHg
	空腹血糖偏高	空腹血糖 ≧100 mg/dl
血脂異常	三酸甘油酯（TG）偏高	三酸甘油酯≧150 mg/dl
	高密度脂蛋白膽固醇（HDL）偏低	HDL：男性<40 mg/dl 女性<50 mg/dl

我國代謝症候群的盛行率

根據國內的研究，我國代謝症候群的盛行率約為25%～30%，且盛行率會隨著性別、年齡、社經地位而有所不同。

為什麼會產生代謝症候群？

一般來說，得到代謝症候群的成因包括遺傳因素及不健康的生活型態，如活動量低、多油高糖少纖的飲食習慣、抽菸、及過度飲酒等。但致病機轉目前仍難破解。代謝症候群領域知名的學者，同時也是美國史丹福大學醫學院老人醫學中心教授 Dr. Gerald Reaven，直指「胰島素阻抗」理論是導致代謝症候群的原因之一。「阻抗」指的是細胞無法正常運用胰島素，使得細胞不能有效吸收血中葡萄糖，轉化成能量。Dr. Reaven推測，

「胰島素阻抗」可能解釋這種症候群危險因子聚集的現象，只是致病的機轉還不明。

代謝症候群重要嗎？

蘇格蘭的學者花了5年的時間追蹤約6000人的健康狀況，發現代謝症候群患者得心臟病的機會，為一般人的兩倍，得糖尿病的機會更超過3倍。中央研究院生物醫學科學研究所的研究人員發表在《美國臨床營養學期刊》的文章指出，在同樣身體質量指數（BMI）值下，臺灣人的高血壓、糖尿病、高尿酸血症的盛行率比美國白人高。而且，BMI增加對血中三酸甘油酯濃度的影響，臺灣人也比白人高。這群危險因子與臺灣十大死因榜中腦血管疾病、心臟病、糖尿病、高血壓性疾病密切相關。

全美第三次全國營養調查（NHANES III）的數據顯示，在超過50歲的人口中，沒有糖尿病卻有代謝症候群的族群中，14%有冠狀動脈疾病，比起糖尿病患者卻沒有代謝症候群的族群近8%的盛行率還要高。2002年發表在《美國醫學會期刊》的研究顯示，代謝症候群整體的死亡率是非代謝症候群約2.5倍。

所以，雖然代謝症候群的診斷數值尚未達到慢性病的標準，但需特別注意它代表的是健康已亮起紅燈了！

如何預防代謝症候群呢?

雖然代謝症候群患者未來罹患其他心血管相關疾病的風險較高，但好消息是代謝症候群是可被治療的，且除了遺傳因素外，不良的生活型態是可被改變的。但是預防或控制代謝症候群沒有特別的訣竅或捷徑，必須養成良好的健康習慣：

1. **保持標準體重**：採用身體質量指數（BMI），BMI值計算公式：BMI = 體重（公斤）/ 身高^2（公尺^2）。我國衛福部定義的國人BMI理想範圍介於18.5和24之間。

2. **聰明健康選擇食物**：盡量選擇全麥、水果、蔬菜、瘦肉、魚、低脂或脫脂奶製品，避免過於精緻化或加工的食物（含有部分氫化植物油、高鹽多糖）。

3. **多運動：建議運動方式可參考333原則**：每週運動3次、每次30分鐘、運動強度達到心跳每分鐘約130下。

4. **不抽菸、少喝酒。**

5. **培養個人興趣以適當紓壓。**

6. **關心代謝症候群的五個指標**：腰圍、血壓、三酸甘油酯、高密度脂蛋白膽固醇、空腹血糖，以早發現、早治療。

● 陳乃嘉 **營養師**

● 預防代謝症候群飲食

腹中廣先生：「營養師，我這次體檢結果，只不過是『腰圍有點粗』、『血壓比較高』、『血脂肪、血糖接近標準值』，不過都還沒超過，醫生說不用吃藥，這樣應該還算健康吧？」小心喔！「代謝症候群」已經悄悄找上門！

代謝症候群（又稱做X－syndrome、胰島素阻抗症候群），這不是一種疾病的名稱，而是一群代謝危險因子群聚現象，簡單來說，是健康的警示燈。代謝症候群與國人十大死因息息相關，其所衍生疾病（如：心臟疾病、腦血管疾病、糖尿病、高血壓性疾病等），根據衛福部公布2013年國人十大死因，除了皆榜上有名之外，其加總更佔所有死因中高達31.1%，超過位居第一名的癌症29%。因此，雖然代謝症候群並非一種疾病，但千萬別輕忽了它對於健康代表的警示意義！

判定標準

20歲以上成人，以下5項危險因子中，若有1項的稱為代謝症候群高危險群；有3項（含）以上者，即可判定為代謝症候群。

	危險因子	檢查值
一粗	腹部肥胖	男性腰圍≧90公分（35吋半） 女性腰圍≧80公分（31吋半）
二高	血壓偏高	收縮血壓 ≧ 130 mmHg 舒張血壓 ≧ 85 mmHg
	空腹血糖值偏高	空腹血糖 ≧100 mg/dl
血脂異常	三酸甘油酯偏高（TG）	三酸甘油酯 ≧150 mg/dl
	高密度酯蛋白膽固醇偏低	（HDL-C）男性 <40 mg/dl 女性 <50 mg/dl

飲食及生活習慣

一.低脂、低鹽、低糖及高纖 —— 三低一高

1.低脂：

✪ 減少膽固醇的攝取

減少攝取富含膽固醇的食物，如內臟、卵黃類；蛋黃的高膽固醇，令許多人怕吃蛋，不過蛋黃的營養價值也高，因此成年人只要控制在每週2顆全蛋的建議量，還是可以放心享受雞蛋料理！

✪ 以不飽和脂肪取代飽和脂肪

烹調用油選擇富含單元不飽和脂肪的油，如：橄欖油、芥花油、苦茶油等，避免飽和脂肪酸含量高的油脂，如：動物性油脂（豬油、牛油）、動植物性奶油、椰子油、棕櫚油等；適量堅果攝取，每天建議量爲一湯匙；儘量選擇無過多調味的堅果，可避免額外攝入的鹽份及糖。

✪ 減少反式脂肪酸的攝取

植物油經氫化作用形成反式脂肪酸，可延長保鮮期且方便塗抹，常見的產品如：烤酥油、奶油、速食及糕點等。

✪ 烹調方式

選擇清蒸、涼拌、汆燙及烤，取代油煎、油炸及碳烤等方式，更需避免選擇加工肉品。

2.**低鹽**：多利用天然的食物調味，如：蔥、薑、蒜、檸檬、洋蔥、蕃茄等，不僅可以增加食物風味，更可減少烹調用鹽。

3.**低糖**：避免含糖飲料、精緻醣類及過多的果糖攝取。

4.**高纖**：

✪ 選擇全穀根莖類，取代精緻澱粉

建議每日三餐中至少一餐以全穀根莖類取代精緻白米。

✪ 蔬果五七九

蔬菜要多吃，水果要適量（一份的蔬菜煮熟約半碗，一份的水果約為一個拳頭大）。

身分	蔬菜（份）	水果（份）	總份數
小於6歲的兒童	3	2	5
成年女性	4	3	7
成年男性	5	4	9

二.維持理想體重──身體質量指數（BMI）在18.5～24之間

設定減重目標，6～12個月內減少7～10%體重，每天減少500～000大卡。

三.適度的有氧運動（如：快走、騎自行車、游泳）

運動333原則：每週運動3次、運動時間每次30分鐘、心跳加快且不覺得疲累（約維持在每分鐘120～130下）；運動還有助於釋放壓力，舒緩情緒。

四.良好的生活習慣── 不吸菸、少喝酒。

五.適當紓壓。

六.定期健康檢查，提早發現。

代謝症候群的預防，其實就是建立在均衡飲食及良好生活習慣的基礎上，讓我們將這些小技巧實踐在生活中，配合定期檢查，一起拒絕代謝症候群。

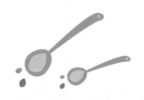

食譜示範 預防代謝症候群飲食

陳乃嘉 營養師 ／ 楊凱鈞 廚師

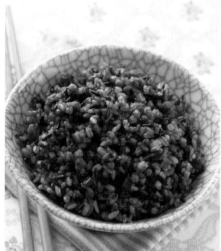

雜糧飯

（4人份）

食 材：
米160g、燕麥40g、蕎麥20g、黑糯米20g

作 法：
將所有食材洗淨、浸泡，加入等量水放入電鍋煮熟即可。

營養成分分析（每一人份）

蛋白質 （公克）	脂肪 （公克）	碳水化合物 （公克）	熱量 （大卡）
6	0	45	210

❧ 營養健康叮嚀

全穀根莖類含有豐富的膳食纖維、維生素及礦物質，建議每日三餐中至少一餐選擇全穀根莖類取代精緻白米，有助於預防慢性疾病！

高纖蔬菜湯

（4人份）

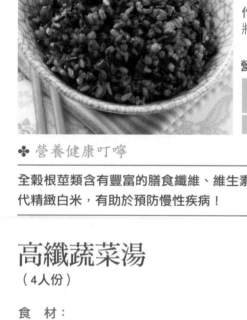

食 材：
南瓜200g、高麗菜120g、木耳40g、鹽少許

作 法：
1.南瓜去籽、切塊；高麗菜葉片洗淨、剝小片；木耳洗淨切片。
2.將南瓜、高麗菜、木耳及鹽，放入鍋中燉煮即可。

營養成分分析（每一人份）

蛋白質 （公克）	脂肪 （公克）	碳水化合物 （公克）	熱量 （大卡）
1	0	5	24

❧ 營養健康叮嚀

南瓜，含有豐富的膳食纖維、β-胡蘿蔔素、維生素E有助於抗氧化、幫助腸道蠕動，不僅營養價值高，加入料理中，更提升了湯頭的甜味；另外南瓜屬於主食類，食用時仍要注意熱量攝取喔！

烤櫛瓜鑲肉

（4人份）

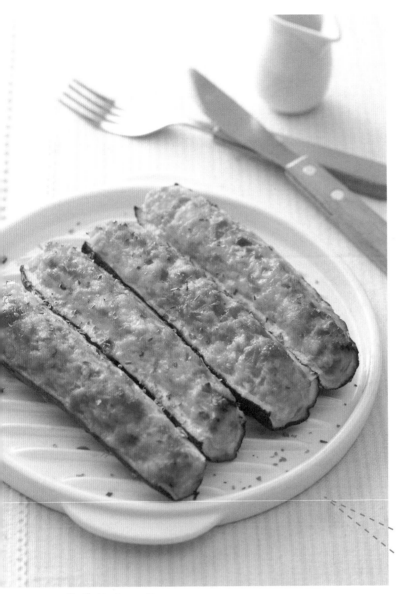

食　材：
櫛瓜300g、牛蕃茄200g
雞胸絞肉120g、豆腐80g
荸薺40g、洋蔥20g、胡椒鹽2g
橄欖油1茶匙、少許蒜頭
義大利香料適量

作　法：

1. 櫛瓜洗淨、剖半，取湯匙將籽挖出備用。

2. 牛蕃茄洗淨、切丁；荸薺、洋蔥及蒜頭切末備用。

3. 雞絞肉中先倒入義大利香料、胡椒鹽、洋蔥末、蒜末及橄欖油；最後加入荸薺末及豆腐壓碎拌勻。

4. 把步驟3的餡料填入櫛瓜中。

5. 烤箱預熱至180℃，將櫛瓜放入烤約15分鐘即可。

烹調技巧叮嚀 →

◆ 先將絞肉與調味料拌勻，再加入豆腐、荸薺等濕性食材，可以避免調味料拌不均勻的情況!

◆ 加入豆腐不僅可以增加肉質彈性，更取代了在傳統鑲肉料理中　太白粉所扮演的角色。

❀ 營養健康叮嚀

1. 在鑲肉的餡料中添加蔬菜，不僅增加纖維攝取，更可提升整體口感的爽脆度。

2. 在這道料理中，選擇油脂含量較低的雞胸絞肉取代一般使用的豬絞肉，為避免油脂降低口感會乾柴的情況，特別加入了豆腐增加餡料的滑嫩的口感；另外黃豆及其製品，提供了人體不亞於肉類的優質蛋白質，更不含膽固醇!

營養成分分析（每一人份）

蛋白質（公克）	脂肪（公克）	碳水化合物（公克）	熱量（大卡）
10	2.2	6	84

起司蔬菜烘蛋
（4人份）

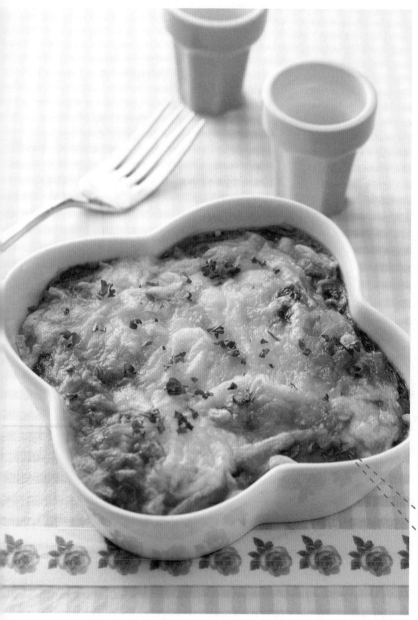

食 材：
蛋4顆、青花菜60g、紅甜椒20g
洋菇60g、橄欖油1茶匙、起司絲
20g
鹽2g

作 法：
1.所有蔬菜洗淨，青花菜及紅甜椒
　切丁、洋菇切片備用。

2.取炒鍋，加入油、青花菜丁、甜
　椒丁與洋菇片炒熟，加鹽調味。

3.鋪於烤盤上，淋上蛋液，放入預
　熱140℃烤箱，烘約20分鐘。

4.取出灑上起司絲，再烘約10分鐘
　即可。

烹調技巧叮嚀 →

◆建議在選擇添加入烘蛋中的
　蔬菜時，避免水分含量較高
　的種類，以免烘蛋較不易成
　型。

❖ 營養健康叮嚀

蛋黃，不僅是很好的蛋白質來源之外，更富含了微生素、礦物質及卵磷脂；相對的，蛋黃富含
的膽固醇，令許多人聞之色變，其實成年人只要控制在每週2～3顆全蛋的攝取量，還是可以放
心享受營養又美味的雞蛋料理！

營養成分分析（每一人份）

蛋白質（公克）	脂肪（公克）	碳水化合物（公克）	熱量（大卡）
8.5	7	2	105

拌彩蔬
（4人份）

食　材：
筊白筍100g、蘆筍120g、胡蘿蔔60g
杏鮑菇80g、柳松菇80g、腰果32g
橄欖油1茶匙、少許鹽

作　法：
1.材料洗淨、去皮，將蘆筍切段；筊白筍、胡蘿蔔及杏鮑菇切滾刀塊備用。
2.將上述食材加入鹽和橄欖油拌炒。
3.腰果烤熟撒上即可。

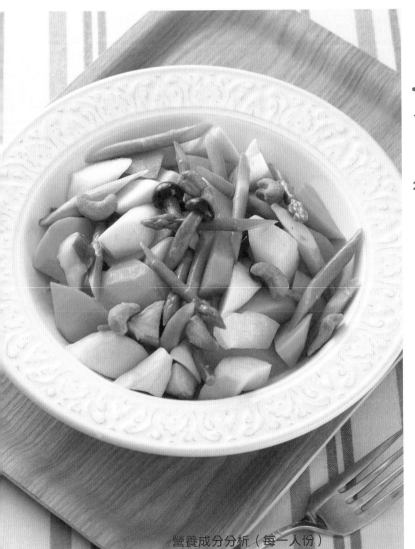

❧ 營養健康叮嚀

1.菇類富含膳食纖維及多醣體，不僅有助於腸道健康，更可以降低血脂肪。

2.堅果含有豐富的不飽和脂肪酸及維生素E，有助於降低壞的膽固醇及抗氧化；在其擁有高營養價值的同時也帶有高熱量，建議每日攝取量為一湯匙，且選擇無過多調味的堅果，可避免攝入額外的鹽份及糖。

★腰果

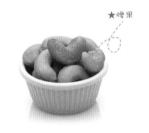

營養成分分析（每一人份）

蛋白質（公克）	脂肪（公克）	碳水化合物（公克）	熱量（大卡）
3	5	7	85

張以承 醫師 · 莊立民 醫師

淺談第2型糖尿病的成因與預防

「如果有方法可以治癒糖尿病， 那它一定是減重的方法」

糖尿病專家 德州大學RA. DeFronzo教授

為什麼我們要預防第2型糖尿病？

因為現代人得第2型糖尿病的機會是史無前例的高，根據研究，美國人終其一生得到第2型糖尿病的可能性高達3到4成，一旦診斷為糖尿病後，心臟病，中風，與洗腎的死亡的機會大幅上升，壽命也會縮短許多。從工業革命以來，除了世界大戰期間之外，人類的預期壽命持續不斷增加，然而最近的趨勢顯示，人類的壽命可能因肥胖與第2型糖尿病的盛行，首度開始下降。如此看來，得了糖尿病的代價實在是非常鉅大。

糖尿病可以預防嗎？

可以，而且效果很好，高危險群者（肥胖或血糖偏高者）如果可以控制飲食和適當運動，可以降低將近六成得到糖尿病之機會。而其中控制飲食，又占很大的比例，並不是所有的疾病都可以預防，許多疾病如精神分裂症並沒有很好的預防方法，但是糖尿病大部份是可以預防的。

為什麼會得第2型糖尿病？

遺傳當然有關係，但卻不是現代糖尿病暴增的原因。糖尿病的發生率，近一百年來在全球翻了好幾倍，真正的原因是飲食與生活型態的改變。

我們可以看附圖，不管哪個人種，在農村與在都會區的糖尿病盛行率都相差甚多，在中國農村或印度農村，幾乎沒有人得到第2型糖尿病，然而在都會區，卻成為流行病。

我們的祖先，十萬年來過的都是狩獵採果實，有一餐沒一餐的生活，八千年前人類開始種植穀物後，食物來源才得穩定，但直到化學肥料，農藥，與育種技術出現，糧食的供應才真正充足，然而這不過是最近幾十年的事，我們的身體，沿用的還是十萬年演化來的設計，並不適合現代的飲食習慣，人類終於擺脫繁重的體力勞動及物質匱乏，其實是很驕傲的事，是文明的一大進步。不過卻產生了副作用——在這幾十年來，糖尿病與肥胖的程度也到了史無前例的程度。因為地球上的哺乳類動物，幾百萬年來，從來沒有像我們人類這幾十年來這樣過生活。像我們這樣的飲食和生活型態，其實是「特例」，是地球上從沒有出現過的「奇觀」。

除了飲食的供應充足之外，食品業者為了增加美味，會添加許多油與糖，為了增加銷量，會增加食物的份量，這些都是現代人生活上的「陷阱」，難以察覺但卻每天都重蹈覆轍，為害身體健康甚深，卻無自覺，形同慢性自殺。麥肯錫機構估計，肥胖對人類的傷害，僅次於抽菸和戰爭。

如何預防糖尿病？

只要做好兩件事就可以了，即控制飲食和加強運動。這兩件事都需要

想法上的改變，人人都知道健康比財富更重要，但我們買東西都會算錢，錙銖必較，吃東西卻很少人計較熱量，這是很不合理的事。你必須控制你的熱量進出，因爲這影響重大，會影響健康甚至壽命。

如何飲食控制？

適量減少食物份量，並終生持之以恆。激烈的節食或過分輕淡的飲食，最後還是會因爲受不了而復胖，最好的方法是溫和而穩定的減少飲食份量，您仍然可以享受美食，但淺嚐即止，減少食物份量，如此可以兼顧生活品質與健康。如果您能學會簡單的熱量計算，避開高熱量食物，那更能有效減重，預防糖尿病。

飲食組成有影響嗎？

研究顯示，地中海型飲食，對於預防許多疾病包含糖尿病，心臟病，癌症，失智症有很好的效果。或有證據顯示低碳水化合物飲食也許優於傳統的低脂飲食，但最重要的仍是總熱量減少。另外，食物所含的纖維與抗性澱粉，亦可降低餐後血糖，減少高胰島素血症，增加飽足感，有助於體重之管理與控制。

需要用藥物嗎？

雖然大規模的前瞻研究證實，雙胍類藥物（ metformin）在高危險群中，可以預防糖尿病的產生，效果大概僅是生活型態能改善的一半，但目

前仍然不建議使用。減重藥物如羅氏纖（Orlistat）的減重效果有限，須自費，且停藥後會復胖。病態肥胖者或重度肥胖病又罹患有糖尿病或高血壓等共病者，可以優先考慮減重手術，減肥手術不但可以減重來預防糖尿病，還可以治癒糖尿病，不過，雖然已經很安全，仍有一定併發症與死亡率（約千分之二），在更好的治療方法發明之前，良好的飲食和運動習慣還是最安全而有效的方法。

為何減重那麼難？

從演化的觀點來說，十萬年來我們的祖先每天都過著有一餐沒一餐的飢餓生活，看見食物能吃就吃，並貯存所有熱量，我們的遺傳骨子裡，其實只有留下來好吃的基因，面對食物根本沒有自制的本能，要對抗十萬年演化的力量以及現代社會的誘惑，只有改變我們的環境，並靠我們個人的意志力和知識來實踐。

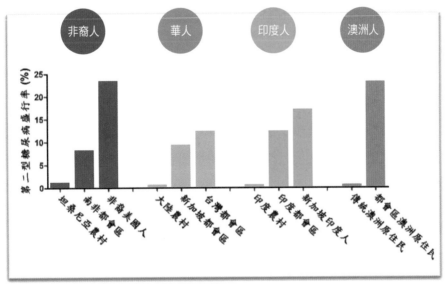

引用來源：自然Nature 2003；423: 599-602

彭惠鈺 **營養師**

預防及治療糖尿病飲食

　　糖尿病發生的原因與遺傳、肥胖及老化有關，飲食與生活型態的改變也扮演著重要的角色。若能從飲食與生活習慣上去調整，是可幫助預防糖尿病。研究指出低升糖指數、富含纖維、單元不飽和脂肪酸、鎂及抗氧化的的食物，有助於預防糖尿病；攝取高升糖指數、飽和脂肪及總脂肪高的食物則會增加糖尿病的風險。糖尿病並沒有特定的糖尿病飲食或食物，與一般人所攝取的食物是一樣的，就是一個健康飲食概念，只差在需要控制食物的份量。其實一般人也需控制飲食份量的喔！除飲食控制外還需加強運動幫助預防及控制糖尿病。

您只要注意以下飲食事項就可掌握糖尿病

　　1.維持體重在理想或合理的範圍：建議將身體質量指數（BMI）維持在正常範圍$18.5 \leq BMI < 24$身體質量指數（Body Mass Index）＝體重（公斤）÷ 身高^2（公尺）^{2}

例如160公分（1.6公尺），體重52公斤，身體質量指數＝$52 \div 1.6 \div 1.6 = 20.3$

健康體重＝身高^2（公尺）^{2} X 22 ＝$1.6 \times 1.6 \times 22 = 56.3$公斤

健康體重的範圍（健康體重的±10%）＝$56.3 \times 0.9 \sim 56.3 \times 1.1 = 50.6 \sim 61.9$公斤

　　2.醣（碳水化合物）是影響血糖最主要的營養素，含醣食物會使血糖上升，了解所攝取醣類食物及設定可以吃的醣類，可以幫助將血糖控制在

目標值內。主要影響血糖的醣類食物來源為全穀根莖類、水果類及奶類。全穀根莖類的食物為飯、麵包、麵條、燕麥、地瓜等食物，只要口感吃起來鬆鬆的食物大都是屬於此類；水果類為水果及果汁（不建議喝果汁）；奶類包括奶類、優格及奶製品。當然含糖甜食及飲料也都算是含醣食物，此類食物建議避免攝取。每餐該吃多少醣量呢？一般建議男性每餐全穀根莖大約是8分至1碗的量，女性則是大約是0.5至8分碗的量；每日水果2份（1份量為1個棒球大小或鬆鬆的1碗）；青菜1.5碗以上。

　　3.升糖指數（Glycemic Index；GI）是一個用來衡量不同碳水化合物，對於血糖濃度影響的一種相對程度指數。指數愈高的食物，表示在攝食相同重量的碳水化合物後，血糖濃度升高的速度相對的比較快。愈容易被消化的碳水化合物，GI值也就愈高，如蔗糖、麥芽糖等；而愈複雜的碳水化合物，如蔬菜及全穀類，因富含纖維質，較難被消化、分解及吸收，所以升糖指數也就比較低。低升糖指數的食物對糖尿病的控制及預防是比較有幫助的，可減少高胰島素血症。基本上纖維質含量高的食物升糖指數都是比較低，所以建議多選擇全穀類的食物，減少精緻、加工之全穀根莖類製品，例如：白麵包、白飯、白麵、蛋糕等。食物顆粒越小則GI值越高；食物煮成糊狀者，GI值也比較高。果汁之GI值通常比整顆水果高；而稀飯或米漿之GI值，通常比乾飯高。水果越成熟者GI值越高，如青的香蕉GI值43，而成熟的黃色香蕉GI值74，所以建議香蕉不要選擇太成熟的來吃。食物中同時含有蛋白質或脂肪者，GI值也會比較低；因此在用餐時同時攝取適當比率的蛋白質或脂肪可以降低GI值。不是單看食物GI值就可以的，使用GI值時仍須留意攝取份量與烹調加工方式。醣類的總量還是最重要的，當醣總量控制好後，血糖仍控制不理想時，可搭配升糖指數一起來幫助血糖控制。

4.**適量的蛋白質食物**：飲食中的蛋白質食物會增加產熱效應，可增加身體的基礎代謝率。蛋白質不像醣類食物會立即影響血糖，在用餐時應搭配豆類及豆製品、魚、肉、蛋等蛋白質食物一起食用，可維持營養均衡及血糖平衡。蛋白質食物選擇上，建議減少牛肉、豬肉、羊肉的攝取，多選擇豆類及豆製品（如：豆腐、豆干、豆皮等）、魚、雞肉，作為蛋白質來源。

5.**減少飽和脂肪的食物**：勿使用動物性油脂來烹調食物，例如：豬油、牛油、雞油以及人造奶油，改用單元不飽和脂肪酸較高的植物性油脂來烹調食物，例如：芥花油、橄欖油、苦茶油、花生油等。避免攝取烤酥油、椰子油、人造奶油、奶精等不利於健康的油脂（反式脂肪）。可選擇堅果類替代油脂，如杏仁、開心果和花生等堅果類。但記得堅果是屬於油脂，若選用堅果時記得需減少烹調用油。油脂可延緩胃消化排空時間，減少飯後血糖上升速度，所以不是要吃無油飲食而是要有適量的油脂。

6.**因份量控制而易感到肚子餓或吃不飽時，可選擇如蔬菜、大蕃茄、無糖的咖啡及茶、無糖或代糖做的果凍、洋菜、愛玉、仙草、蒟蒻、白木耳等低熱量食物。**若真的想喝飲料可選擇零卡可樂。

7.**食物中富含鈣、鉀、膳食纖維、鎂、胡蘿蔔素、維生素A、C、E等營養素，對血糖控制上都是有益的食物。**建議多選擇豆類、深色綠葉蔬菜、柑橘類水果、地瓜、莓果（藍莓、草莓等）、蕃茄、高ω-3脂肪酸的魚（鮭魚、鯖魚）、全穀物、脫脂牛奶和無糖優酪乳、堅果等當作每日食物來源。

8. **運動每日至少有30分鐘以上或每星期至少150分鐘以上中等強度的身體活動。**

無論預防或治療糖尿病，飲食調整扮演著重要角色。只要按照自己可食份量，挑選適合的食物，在有限制下仍可愉快享受食物所帶來的美好感覺。

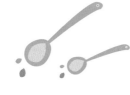

食譜示範

預防及治療糖尿病食譜

彭惠鈺　營養師 ／ 謝佩珍　廚師

蔬烤鯖魚
（4人份）

食 材：
薄鹽鯖魚220公克、番茄40公克
秋葵40公、黃椒40公克
洋蔥40公克

作 法：

1. 鯖魚處理好洗淨切塊。

2. 蔬菜洗淨切大塊。

3. 將鯖魚及所有蔬菜材料擺在烤盤
   上。

4. 將烤盤放入烤箱，以180-190℃
   烤15分鐘至熟，取出擺盤即可。

烹調技巧叮嚀 →

◆ 除了上述的蔬菜
  外，其他青菜也可
  取代如紅椒、青
  椒、大黃瓜等…

◆ 鯖魚也可選擇新鮮
  鯖魚。

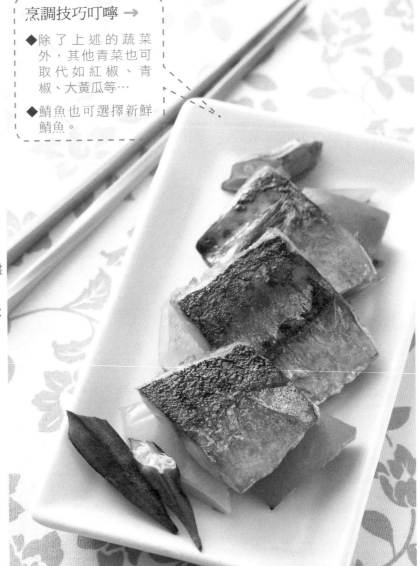

❀ 營養健康叮嚀

美國糖尿病學會建議每星期應
攝取2～3次富含ω-3不飽和脂
肪酸高的魚，如鯖魚、鮭魚、
秋刀魚等。

營養成分分析（每一人份）

蛋白質（公克）	脂肪（公克）	碳水化合物（公克）	熱量（大卡）
13.5	18	13.2	267

絲瓜豆腐蒸
（4人份）

食　材：
傳統豆腐160公克、玉米粒 20公克、絲瓜200公克、蒟蒻絲60公克

調味料：
鹽1克、油2茶匙

作　法：
1. 將絲瓜洗淨去皮切成約一公分厚片，豆腐也切成一樣大小。
2. 蒟蒻絲切小段，將玉米粒及蒟蒻絲調味後，淋在絲瓜豆腐上放入蒸箱蒸熟即可食。

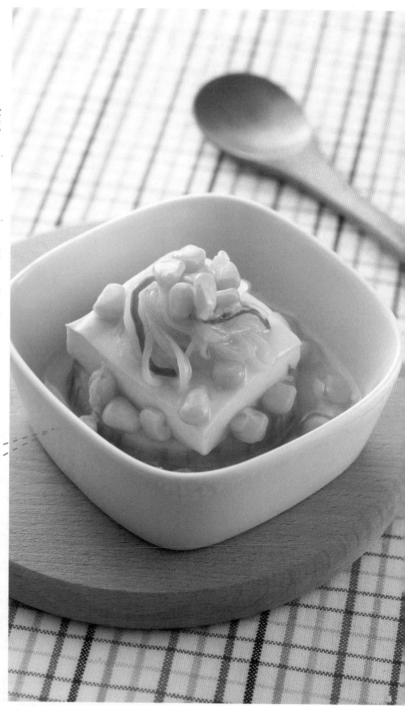

烹調技巧叮嚀 →
◆ 傳統豆腐也可改成嫩豆腐或雞蛋豆腐。

❀營養健康叮嚀

豆腐屬於植物性蛋白質，不含膽固醇，建議膽固醇高的人，蛋白質來源可選擇植物性蛋白質，有益膽固醇的控制。

營養成分分析（每一人份）

蛋白質（公克）	脂肪（公克）	碳水化合物（公克）	熱量（大卡）
4	6.5	5.1	93

醋拌四色
（4人份）

食　材：
黑木耳120公克、柳松菇80公克
四季豆120公克、胡蘿蔔80公克、
香菜5公克、核桃10公克

調味料：
柚子醋4茶匙、開水10cc.

作　法：
1. 將木耳洗淨去蒂後切絲，四季豆
   洗淨去蒂切細長狀，胡蘿蔔去皮
   切細絲，香菜洗淨切段。
2. 將所有材料入鍋汆燙後撈出泡冰
   開水，將食材拿出瀝乾後再將香
   菜放入，拌入調味料即可，食用
   前灑上核桃。

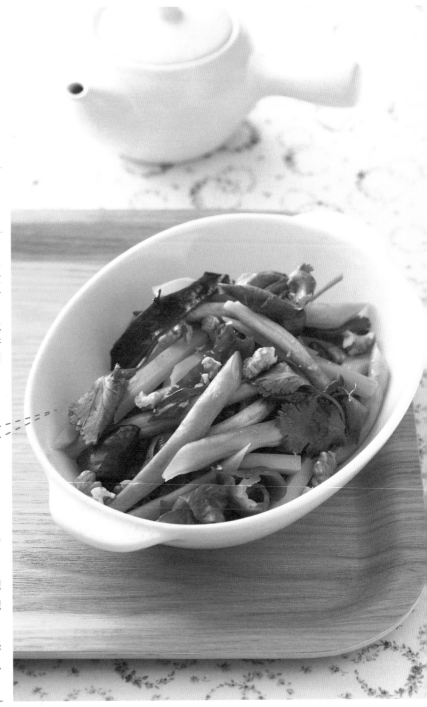

烹調技巧叮嚀 →

◆ 菇類除柳松菇外也可用美
　白菇、杏鮑菇、秀珍菇等
　菇類取代。

❧ **營養健康叮嚀**

醋可降低餐後血糖的原因，可
能是醋酸會降低胃消化時間、
延緩碳水化合物吸收和改善飽
足感。吃醋可增加長時間的飽
足感，減少餐與餐間食物攝取，
因此可降低總熱量取。加糖水果
醋甜度高較不建議使用，建議以
穀類釀造醋為主。

營養成分分析（每一人份）

蛋白質（公克）	脂肪（公克）	碳水化合物（公克）	熱量（大卡）
2.6	3.9	8.3	73

苦瓜湯
（4人份）

食 材：
苦瓜120公克、乾香菇5公克
昆布8公克、 小魚乾10公克

調味料：
鹽2公克

作 法：
1.苦瓜洗淨切塊，乾香菇泡軟
切片。

2.昆布、香菇及小魚乾洗淨先
熬煮20分鐘。

3.將苦瓜放入滾水中煮熟，調
味即可食。

烹調技巧叮嚀 →

◆只要不加入小魚
乾，吃素的朋友也
可用此道菜。

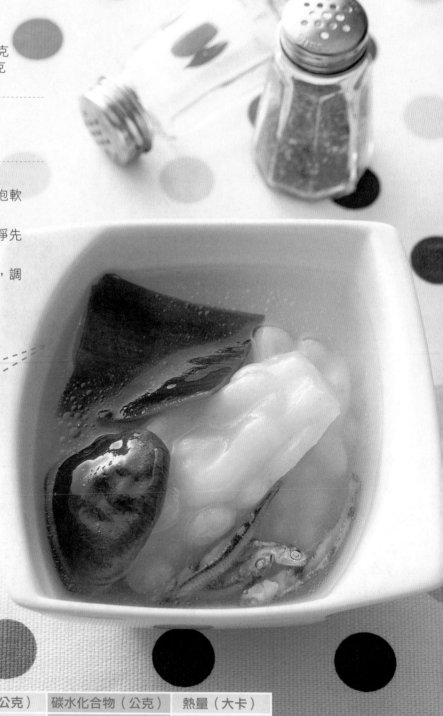

❀ 營養健康叮嚀

有研究指出每日攝取
75公克山苦瓜，有利
血糖控制，山苦瓜效
果更佳。

營養成分分析（每一人份）

蛋白質（公克）	脂肪（公克）	碳水化合物（公克）	熱量（大卡）
4.7	0.4	5.2	42

茶豆飯
（4人份）

食　材：
胚芽米200公克、茶豆40公克

作　法：
1.將胚芽米及茶豆洗淨，加水分別浸泡，約1小時。
2.加入200西西水放入泡好的才量一起放入電鍋中烹煮。

♣ 營養健康叮嚀

全穀類不僅富含鈣、鎂及維生素B群，也是提供身體所需的葡萄糖主要來源。全穀類的纖維質可減緩葡萄糖吸收速度和增加飽足感，可協助血糖平穩上升，並穩定提供大腦所需的能量來源「葡萄糖」，讓大腦保持清醒。豆類也都是很好的鎂來源。

烹調技巧叮嚀 →

◆全穀類之種類很多，可以隨個人喜好隨時做變化，例如：燕麥、黑米、發芽米、糙米等。茶豆也可用黑豆、黃豆、紅豆等做替換。

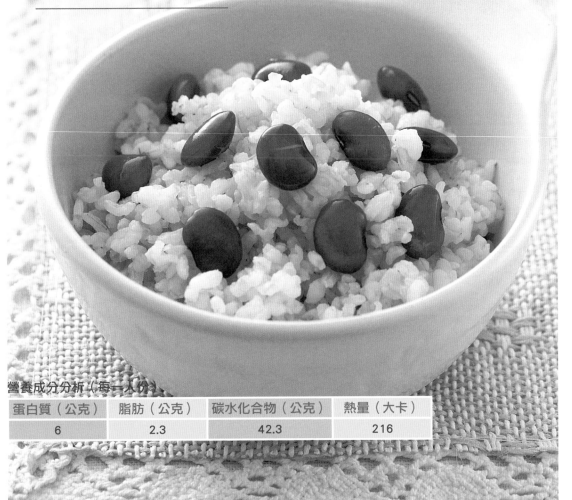

營養成分分析（每一人份）

蛋白質（公克）	脂肪（公克）	碳水化合物（公克）	熱量（大卡）
6	2.3	42.3	216

王治元 醫師

高血壓及得舒飲食

　　談到高血壓，這二十年來的故事可多了。記得在我剛當住院醫師的時期，血壓的正常範圍是160/90 mmHg以下，爾後標準愈降愈低，2005年左右，許多研究及專家都建議血壓應該控制在120/80 mmHg以下，才能夠降低心臟血管及腦血管病變。幾年後，到了2008年，新的研究卻顯示，控制血壓時降得太低，低於110/70 mmHg，除了出血性腦中風有些好處之外，反而會增加高血壓病患的總死亡率。2010年，美國國衛院糖尿病的研究，更進一步發現，糖尿病病友血壓控制在120/80 mmHg或 140/80mmHg以下，心臟及大血管併發症的預後，竟然沒有統計上的差異。2013年美國的建議更將一般18 歲以上，包括糖尿病的患者，血壓的正常值定在140/90mmHg以下即可，頓時美國有25%正在使用高血壓藥物的病患，可以不需要使用藥物控制血壓了。而三十年以來，高血壓藥物，從利尿劑、乙狀受器抑制劑、鈣離子阻抗劑，以至於轉胺脢抑制劑，建議使用的原則也有許多變動。但是，眾多的變動中，只有高血壓飲食的建議沒有改變，就是得舒飲食（DASH，Dietary Approach to Stop Hypertension Diet）。

　　得舒飲食的內容強調水果、蔬菜、低脂乳類，包含全穀類、家禽肉類、魚肉及堅果類為主的飲食內容，這樣飲食的特色在於低鹽，也就是低

鈉飲食。2001年的新英格蘭醫學期刊（New England Journal of Medicine），刊登了哈佛大學使用得舒飲食來協助控制血壓的研究。共有412位參與研究的受試者，研究結果顯示，使用得舒飲食合併低鈉含量食物的受試者，再原本沒有高血壓病情的前提下，收縮壓降低了7.1 mmHg，而原本就有高血壓的受試者，收縮壓更降低了11.5 mmHg。這項研究確認了，當我們使用得舒飲食合併低鈉含量食物時，可以達到藥物控制才可以降低的血壓程度，對於國民健康而言，不論您是否有高血壓的問題，這樣飲食的選擇絕對是正確的方向。

在原發性高血壓的領域裡，與其說高血壓是我們的敵人，不如說高血壓是我們生命老化過程中必然出現的朋友，所以我們必須要學習與高血壓和平共存的度過幸福的一生。而高血壓經常伴隨的糖尿病及高血脂，也是我們必須以生活型態的飲食及運動，配合適當的藥物治療，來和平共存的三高慢性病朋友。一般來說，當我們談到糖尿病時，我們都很清楚飲食熱量控制的重要性，基本上在腎臟功能正常，無蛋白尿的情形下，糖尿病病友沒有太多食物種類的限制，而是考慮食物總量的熱量，以及蛋白質、脂肪及醣類的均衡攝食。此時在配合適當油脂類的食物中，我們很容易找出控制高血糖及高血脂的方法。但是對於高血壓而言，關鍵因子則是如何改變我們在臺灣中華飲食重口味的需求。我們從小養成的飲食習慣，會跟著我們一輩子，所以從幼年時期，我們就應該養成選擇低鈉飲食的習慣。得舒飲食是經過臨床研究及長期觀察後，確認其效果的飲食方法，此類飲食方法也列入美國高血壓教育手冊，成為美國教育國民控制血壓的飲食規範。得舒飲食的內容主要包括高鉀、高鎂、高鈣、高膳食纖維、豐富不飽和脂肪酸、降低飽和脂肪酸的飲食，全面性的來改善高血壓的進展。

　　所以熟知得舒飲食的五大基本原則，是除了使用降高血壓藥物之外，確保我們飲食健康的不二法門：

　　✪1.主食的部分，應該選擇至少三分之二以上未精製、含麩皮的全穀根莖類，減少精製的白飯、白麵製品。

　　✪2.一般而言，全穀根莖類的食物包括糙米、燕麥、麥片、蕎麥、小麥、薏仁、玉米、綠豆、紅豆、花豆、地瓜、芋頭、馬鈴薯、蓮藕、栗子、蓮子、菱角、荸薺、山藥等。但糖尿病病友必須考量此類食物的熱量限制。

　　✪3.每天攝取5份以上蔬菜及5份以上水果，在腎功能正常的前提下，儘量選用含鉀豐富的蔬果，包括莧菜、菠菜、空心菜、茼蒿、韭菜、青花菜、芹菜、香菇、金針菇、竹筍、桃子、香瓜、哈密瓜、奇異果、木瓜、芭樂、香蕉。但糖尿病病友也必須考量水果類的熱量限制。

　　✪4.選擇低脂或脫脂的乳品種類，例如：鮮乳、保久乳、奶粉、優酪乳、優格、起司等。

　　✪5.建議以白肉類食物（魚肉、雞、鴨、鵝）取代紅肉類的食物（豬、牛、羊肉及內臟類食品）。

　　✪6.烹調時選擇橄欖油、芥花油、沙拉油、葵花油，用以取代奶油、豬油、椰子油、棕櫚油。並且適量攝食核果、種子類食品，如去殼花生、芝麻、核桃仁、腰果、松子、杏仁。

　　適當的飲食不但無損我們吃食物的胃口，更可以幫我們維護健康，讓

我們從今天起，開啓得舒飲食的生活大門，迎向健康的未來。最近幾年醫學研究顯示，高血壓是一種與新陳代謝密切相關的疾病，而老化的過程就是身體新陳代謝退化的過程，所以千萬不要以爲只有50、60歲的中老年人才會有血壓異常的變化，我們建議從30到35歲的年齡開始，就要常常量血壓，一旦發現血壓有常態性的偏高趨勢，就要提早開始以飲食、溫和的有氧運動及降血壓藥物的治療。只有提早注意血壓的控制，才能減緩高血壓所造成的血管老化的現象。而得舒飲食合併低鈉含量食物是醫療建議上的最佳選擇。

蕭佩珍 營養師

輕鬆紓解高血壓──得舒飲食

高血壓因無明顯症狀很容易被忽視，故號稱「隱形殺手」。不僅自99年重返國人十大死因中，更與心臟疾病、腦血管病變、糖尿病、腎臟病等有直接或間接相關。要對抗高血壓，除藥物外，就屬傳統的減重與限制鹽分攝取最為人知，但往往效果不彰。因此鼓勵多多攝取高鉀、高鎂、高鈣、高膳食纖維、不飽和脂肪酸豐富等多種營養素搭配的得舒飲食（Dietary Approaches to Stop Hypertension, DASH）因應而生，這不僅能輕鬆地紓解高血壓，還能全方位的改善健康。

表一、成人血壓控制目標

	收縮壓（mmHg）	舒張壓（mmHg）
年齡 < 60歲	<140	<90
年齡 ≧ 60歲	<150	<90
患有糖尿病或腎臟病	<140	<90

資料來源:2014 JNC8（the Eighth Joint National Committee）高血壓控制實證指引

得舒飲食源自美國發表於1997年的大型臨床研究報告，證實不管對於血壓正常或是已罹患高血壓的病人都具有降低血壓的功效（收縮壓下

降5.5 mmHg，舒張壓下降3 mmHg）。採用此飲食2週後，就有降血壓效果，且效果可持續6週以上。若能搭配限鈉飲食原則（＜6公克/天）及體重控制，其效果更顯著！

高鉀：鉀離子與鈉離子有拮抗作用，能改變對鹽的敏感度。鉀離子存在許多食物，其中以蔬菜、水果居多，例如：哈密瓜、美濃瓜、木瓜、番石榴、奇異果、紫菜、木耳、菠菜、菠菜、空心菜、茼蒿、芹菜、蕃茄、香菇、金針菇等。

高鎂：鎂是人體內的含量第四豐富的礦物質，參與體內相當多的酵素代謝，並具有調節鈣之恆定，維持神經、肌肉的正常功能。其重要的聚合物為葉綠素，普遍存在綠葉蔬果中，因此綠葉蔬菜為鎂的重要食物來源，如：菠菜、莧菜及甘藍菜，此外胚芽、全穀類之麩皮、核果類、種子類及香蕉都富含豐富的鎂。

高鈣：體內 99% 的鈣質存在於骨骼與牙齒內，其餘的分散在各軟體組織與體液中，具有控制神經的傳導、肌肉的興奮與縮收、血液的凝固、控制心肌的正常等功能。建議每天攝取2份的低脂或脫脂乳品，若有乳糖不耐症則可選用不含乳糖的乳製品或嘗試優酪乳。鈣質其他來源為豆乾、黃豆製品、深綠色蔬菜、海菜類，和帶骨的小魚。

膳食纖維：每天攝取15公克的膳食纖維有助於降低血壓，還有延緩單糖的快速吸收，改善胰島素抗性的體質。纖維素豐富的食物包括：全穀根莖類、蔬菜、水果。

全穀根莖類：建議選擇至少三分之二以上的未精製的全穀類或根莖類取代精製過的白米飯或白麵製品。方法有每日三餐中有二餐食用全穀類或者將白米與全穀根莖類以1:2的比例混合烹調。全穀根莖類的食物包含有：糙米、紫米、薏仁、玉米、小麥、燕麥、麥片、蕎麥、紅豆、綠豆、花豆、地瓜、芋頭、馬鈴薯、山藥、南瓜、栗子、蓮子、蓮藕等。

蔬菜和水果：蔬果的建議量較一般人的「天天五蔬果」多，最好能達到5份蔬菜和5份水果。一份的蔬菜生重為100公克或煮熟約半碗量；水果一份約為一個網球大小的粒狀水果或約切塊水果裝碗約7分滿。

不飽和脂肪酸：不飽和脂肪酸可以依照雙鍵個數分為「單元不飽和脂肪酸」與「多元不飽和脂肪酸」兩類，主要存在於植物油中，如：橄欖油、芥花籽油、紅花籽油、葵花籽油、玉米油和大豆油中。另花生、核桃、杏仁、芝麻等堅果食物含量亦很豐富，建議每天攝取1湯匙。

綜觀上述之飲食原則可知，得舒飲食是由一般飲食為基礎，改變為富含蔬菜、水果、全穀及低脂食物，增加低脂乳品與堅果類的飲食；同時避免食用含高脂、高飽和脂肪酸及高膽固醇的食品。根據得舒飲食相關研究，許多受試者不僅血壓得到良好的控制，同時體重跟著自然下降，真是一舉數得！

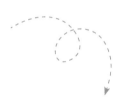

食譜示範 得舒飲食療法食譜
蕭佩珍　營養師 ／ 周宏坤　廚師

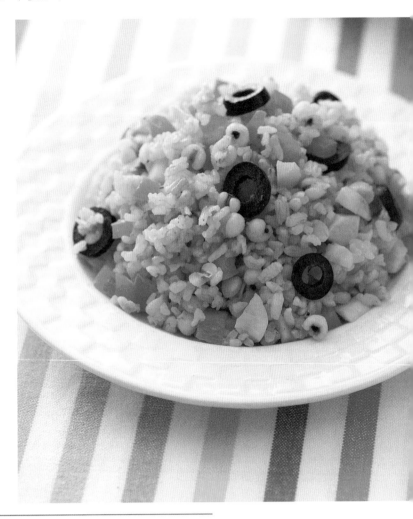

什蔬薑黃飯
（4人份）

食　材：
白米100公克、糙米80公克
薏仁60公克、杏鮑菇40公克
紅甜椒40公克、黑橄欖4顆

調味料：
薑黃3公克

作　法：
1. 先將糙米和薏仁洗淨後浸泡1小時，再混入洗淨的白米，加入薑黃與水入電鍋蒸煮。
2. 將紅甜椒與杏鮑菇洗淨後切小丁，燙後備用。
3. 黑橄欖切薄片備用。
4. 薑黃飯煮好後，與上述2與3的食材拌勻，再蒸煮5分鐘即可。

❀ 營養健康叮嚀

彩色甜椒含有β-胡蘿蔔素、茄紅素與高鉀特性，是防治高血壓的利器。黑橄欖的橄欖多酚也能幫忙降低血壓並增加血管內皮功能。而薑黃具有抗氧化、預防血栓的產生及降低膽固醇等功效。

營養成分分析（每一人份）

蛋白質（公克）	脂肪（公克）	碳水化合物（公克）	熱量（大卡）
6	0	45	204

103

香烤鮭魚捲佐優格醬
（4人份）

食 材：
鮭魚280公克、柳松菇40公克
蘆筍80公克

優格醬：
原味優格40公克、優酪乳1湯匙
蕃茄醬1茶匙、鹽1/2茶匙
黑胡椒粉少許

調味料：
白酒1湯匙、鹽3公克

作 法：

1.鮭魚洗淨切片後，淋上白酒與鹽，先醃10分鐘。

2.將洗淨切段的柳松菇與蘆筍捲入鮭魚中，入已預熱170℃的烤箱中烤15分鐘後取出。

3.優格醬的作法:將所有食材攪拌均勻。

4.在烤好的鮭魚捲上淋上優格醬即可。

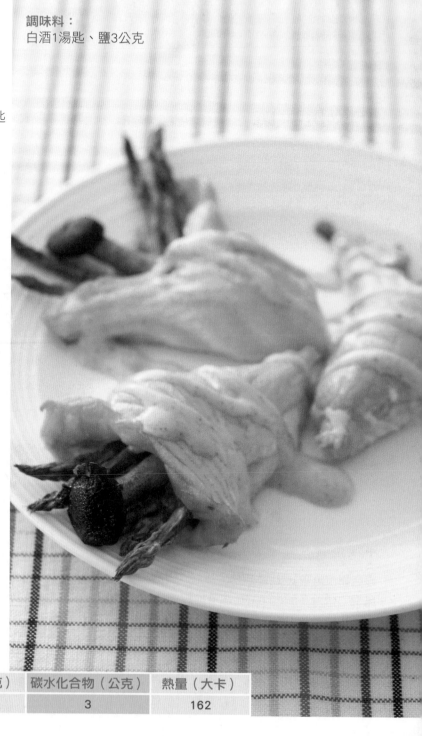

♣ 營養健康叮嚀

鮭魚富含ω-3脂肪酸與單元不飽和脂肪酸，能預防心血管疾病，淋上酸酸甜甜的高鈣優格醬，是舒緩血壓的最佳搭配。

營養成分分析（每一人份）

蛋白質（公克）	脂肪（公克）	碳水化合物（公克）	熱量（大卡）
15	10	3	162

南瓜核桃酪
（4人份）

食　材：
南瓜400公克
低脂奶320cc
核桃仁60公克
薄荷5公克

調味料：
冰糖30公克

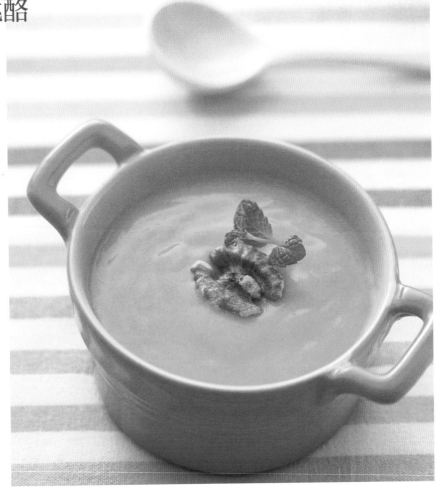

作　法：

1.先將核桃仁以低溫150℃烤10分鐘，用果汁機或研磨機打成粉狀。

2.南瓜洗淨連籽帶皮切塊，放入電鍋蒸熟。

3.把蒸熟的南瓜放入調理機，依序加入低脂奶、冰糖與磨成粉狀的核桃攪打均勻。

4.將攪打好的南瓜核桃酪盛入杯中，放上烤香的核桃與薄荷裝飾。

❧ 營養健康叮嚀

核桃具有ω-3脂肪酸，可減少低密度膽固醇，更有研究指出核桃能舒緩日常生活因壓力引發的高血壓！南瓜含有豐富的β-胡蘿蔔素、維生素B群、鋅、鎂微量元素鈷與纖維質，是取代精緻米飯、很棒的主食類喔！

營養成分分析（每一人份）

蛋白質（公克）	脂肪（公克）	碳水化合物（公克）	熱量（大卡）
15	10	3	162

香煎雞肉拌法式芥末籽醬
（4人份）

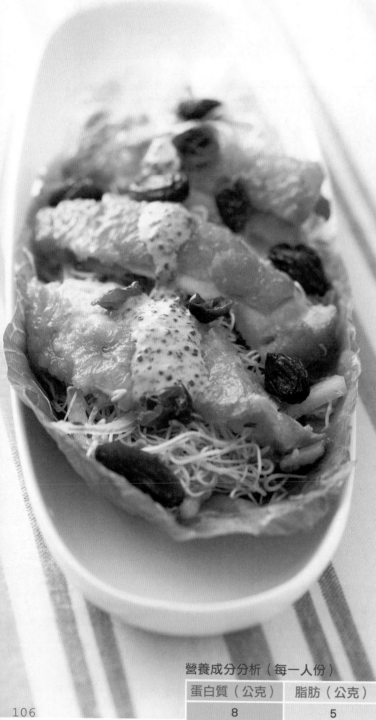

食　材：
蘿蔓葉240公克、苜蓿芽15公克
紫洋蔥30公克、去骨雞腿肉160公克
蘋果30公克、葡萄乾10公克
蔓越莓乾10公克、蒜頭4顆
橄欖油1湯匙

調味料：
米酒1湯匙、鹽3公克、胡椒粉少許
芥末籽醬40公克、沙拉醬20公克
蜂蜜1茶匙

作　法：
1. 蒜頭4顆洗淨磨成泥狀。
2. 去骨雞腿肉洗淨，加入蒜泥、酒、鹽
   與胡椒粉，醃20分鐘入味。
3. 將蘿蔓葉、苜蓿芽洗淨、紫洋蔥洗淨
   切細絲冰鎮備用。
4. 取一平底鍋，將醃好的雞腿肉，雞皮
   面朝下，用中火煎熟，放冷切片備
   用。
5. 法式芥末籽醬作法：蘋果磨成泥狀，
   加入芥末籽醬、沙拉醬與蜂蜜拌勻。
6. 以蘿蔓葉鋪底，放上苜蓿芽、紫洋
   蔥，擺上雞肉片，淋上法式芥末籽
   醬，最後灑上葡萄乾與蔓越莓乾即
   可。

❧ 營養健康叮嚀

雞肉屬於低脂肉類，含有豐富的單元
不飽和脂肪酸，建議使用平底鍋，將
雞皮面朝下，能有效減少油脂的攝
取。撒上高鉀與高纖維的水果乾，讓
風味更佳。

營養成分分析（每一人份）

蛋白質（公克）	脂肪（公克）	碳水化合物（公克）	熱量（大卡）
8	5	6	101

地中海烤蔬菜

（4人份）

食 材：
玉米筍160公克、櫛瓜80公克
西洋芹80公克、小番茄80公克
洋蔥80公克、橄欖油1湯匙

調味料：
義大利綜合香料1/2茶匙
鹽3公克
黑胡椒粉少許

作 法：
1.將所有食材洗淨切片後，淋上橄欖油、義大利綜合香料、鹽、胡椒拌勻放至網架上。

2.放入已預熱160℃的烤箱中烤15分鐘後烤熟即可。

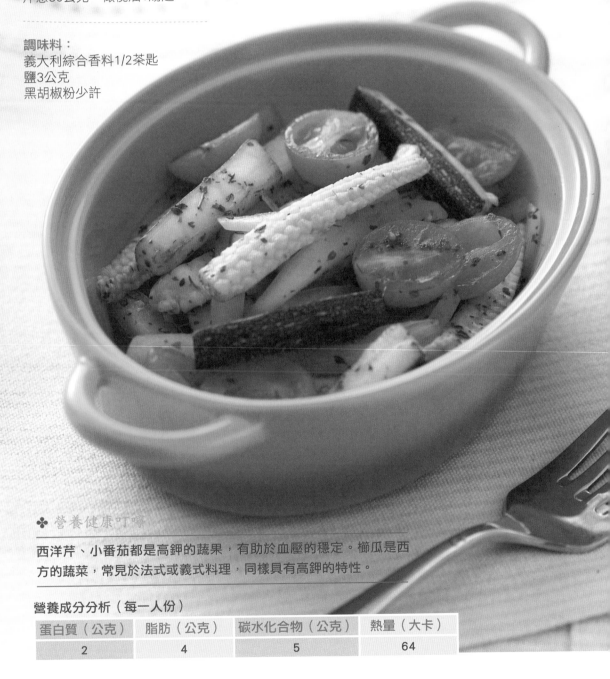

❀ 營養健康叮嚀

西洋芹、小番茄都是高鉀的蔬果，有助於血壓的穩定。櫛瓜是西方的蔬菜，常見於法式或義式料理，同樣具有高鉀的特性。

營養成分分析（每一人份）

蛋白質（公克）	脂肪（公克）	碳水化合物（公克）	熱量（大卡）
2	4	5	64

蘇大成 **醫師**

高血脂飲食與生活習慣調整

2002全國三高（高血壓、高血糖、高血脂）調查發現，大於15歲人口中有10.9 %屬高膽固醇血症，即有約202萬人膽固醇超過240 mg/dl（男性10.8%，女性10.9%）。有約290萬人屬高三酸甘油酯血（TG ≥200 mg/dl）（男性20.3%，女性11.3%）。好的膽固醇偏低者 （HDL <40 mg/dl），有約314萬人屬膽固醇分佈不好的不良血脂症。總之，全臺灣約有三分之一以上的成年人屬於高血脂或不良血脂症的病人，有關血脂異常疾病絕對是國人健康的大患，值得大家重現。

根據國內外的研究，輕度到中度高膽固醇血症，例如膽固醇值介於200～280mg/dL者，大部分是多基因型，而且與飲食與生活習慣皆密切相關。然而許多疾病狀態，例如腎病症候群、甲狀腺功能功能不足、阻塞性肝病（原發性膽道肝硬化或肝癌）等。藥物治療，例如接受免疫抑制劑，或類固醇治療等，皆會干擾膽固醇的代謝，引起高血脂症。飲食生活習慣上屬於高油脂、高膽固醇、高熱量飲食，缺乏運動皆是重要原因。而90%以上嚴重高膽固醇血症，如膽固醇超過280mg/dL、且低密度膽固醇值超過190 mg/dL的病人，基本上是屬於低密度膽固醇接受體（LDL receptor）有缺陷所引起，所謂的家族高膽固醇血症（Familial

Hypercholesterolemia）。臺大醫院過去十年來的經驗，我們發現膽固醇超過280mg/dL的高膽固醇血症病患，若其一等親家屬（父母親、兄弟姊妹、兒子或女兒）至少有一位以上，其膽固醇值超過，或低密度膽固醇值超過190 mg/dL者。有近70%可以找到低密度膽固醇接受體基因上的突變或是變異，而且當中96%是異型接合子，大部份是單基因突變，近20%是複雜的（complex）基因突變或是大片段染色體突變。

在面對高血脂病人時，必須先排除其他續發原因引起之高血脂，例如甲狀腺功能低下，尤其是有甲狀腺病史者。其他如腎臟疾病、藥物、或阻塞性肝膽疾病等皆應排除。至於嚴重高膽固醇血症的家族性高膽固醇血症病人，必須積極用藥治療，因為絕大部份病人是異型合子高膽固醇突變（Heterozygous mutation）引起，染色體只有一邊有病，另一邊則是正常，使用Statins 治療是相當有效的。而且必要時需數藥併用療法，例如Statins加上宜脂妥（Ezetamibe），才能將膽固醇值降低至可接受的範圍。宜脂妥（Ezetimibe）主要作用於小腸的刷狀邊緣而抑制膽固醇的吸收，進而降低膽固醇輸送至肝臟。如此可以減少肝臟中膽固醇的儲存，並增加血液中膽固醇的清除。當使用個別立普妥（Atorvastatin） 10 mg或 冠脂妥（Rosuvastatin） 10 mg 或素果（Simvastatin） 40 mg最多僅能降低膽固醇約35-42%左右，若Statins加上Ezetamibe可以降低膽固醇約50-60%，對於膽固醇值異常高的家族高膽固醇血症病人（例如膽固醇 >350 mg/dl），這是相當值得使用併用療法的。

原發性高三酸甘油血脂症，原因很多，主要可分為五類：家族性乳糜微粒血症、家族性三酸甘油酯血症、混合性三酸甘油酯血症、合併型、及家族性 β 脂蛋白血脂異常症。基本上嚴重高三酸甘油酯血症病人（ ≥500

mg/dl），尤其是超過1000 mg/dl者，大部份是屬基因缺陷有關的遺傳性高三酸甘油酯血症。在臺大醫院的經驗，發現Apolipoprotein A5 的基因多型性是最常見的基因上的差異因子。高三酸甘油酯血症，飲食上的原因則絕對是重要的影響因子，舉凡高油脂、高熱量、高果糖飲食習慣（喜歡餅乾、西點蛋糕、或含糖飲料、或果汁），飽食（十分飽），喜吃麵食類，下午茶或宵夜，喜喝酒應酬，很晚才吃晚餐（例如九點以後），吃飯速度太快，以及輪夜班等，皆與高三酸甘油酯密切相關。在治療上，第一步應是改變飲食生活習慣，先將酒、高熱量、高油、高糖飲食做一通盤改善，減重多運動。用藥方面，我們除了使用纖維酸鹽衍生物（Fibric Acid derivatives）外，有時需要合併菸鹼酸類（Nicotinic Acid）藥物，再加上嚴格的飲食治療，才有辦法將其三酸甘油酯值降低至可接受範圍。至於混合型高血脂症，即三酸甘油酯及膽固醇值皆高者，則必須使用它汀類（Statins）合併纖維酸鹽衍生物藥物，才有辦法治療，而且最好選擇Fenofibrate。

要預防心血管疾病，改變飲食和生活習慣是最重要的

由於高膽固醇會引起心血管疾病，因此在飲食上，現在營養專家都會建議採取「三多三少」的飲食原則：「三多」是指多食蔬果和全穀類、多吃深海魚肉、多吃大豆蛋白質；「三少」指的是少飽和脂肪、少熱量和少鹽。但是，這樣吃就對嗎?

降低膽固醇一定要吃素嗎?

我們臺大團隊過去在停經後婦女素食者與葷食者做比較的研究，發現

素食者有較低的膽固醇、血糖值，雖然其低密度膽固醇較低，其高密度膽固醇較低，而且維他命B12較低且半胱氨酸（Homocysteine）較高，及血液中血管黏合因子（VCAM-1）較高。研究發現素食者頸動脈血管厚度與血管彈性與葷食者相比，並沒有比較好。此研究指出飲食中缺乏維他命B12，對素食者心血管健康是相當不利的。此外素食者停經較早，也是不利的。

因為人類的舌頭對油脂很敏感，為了增加素食的口感和味道，許多素食餐廳或自己煮素食的人，往往使用大量油脂和調味料烹調，或是使用油炸過的素食加工品。這樣吃素反而會提高體內的膽固醇。所以，如果想要利用吃素來降低膽固醇，最好是用清淡、少油的方式烹調，也要少吃加工的素食品。然而素食者常常是偏食，營養不均衡，全素食者（Vegan）時常缺乏鐵、Omega 3 脂肪酸、及維他命B12等微量元素。所以我的建議是，吃肉是可以的，只要不吃過量的肉，為了避免膽固醇過高，一天最好不超過六兩肉，且多選擇瘦肉並避免採用油炸方式。

水果攝取過量，三高和尿酸也會升高

臺灣的農業很發達，臺灣產的水果經過改良後，甜度都很高，所以我們常常發現，在水果盛產的季節，許多人的血脂、血壓、血糖和尿酸往往都會跟著升高。因為水果甜度越高，果糖含量就越多，熱量不見得會比較低，因此吃新鮮水果是好的，但不宜攝取過量。果糖主要經肝臟代謝，除了增加肝臟負擔外，也會增加三酸甘油酯的產生。除了應酬客及酒仙，水果王也是高血脂特別門診的常客。

飲食太清淡，
對健康產生的危害可能遠甚於膽固醇過高

膽固醇過高的病人，確實應該要飲食清淡，減少高膽固醇食物的攝取量，但不須過度。如果只吃青菜、豆腐，反而會造成嚴重的飲食不均衡。而且當身體缺乏某些重要營養素時，對健康產生的危害可能遠甚於膽固醇過高。肉類不是只有油脂與蛋白質而已，肉含有許多營養素、礦物質、及維他命，是無法從蔬菜、水果、或魚蝦獲得的。不要看到肉，就有罪惡感，就覺得不健康。主要是烹調方式要改變，盡量不要煎、炸、焗。另外值得一提的是，對於鈉鹽攝取量，目前的建議不能太清淡，否則反而有害健康。最近的大型跨國研究發現鹽的攝取量不足，反而會增加死亡。尤其是勞動族，每天大量流汗，而且台灣氣候屬高溫又溼氣重，不補充足夠的鈉鹽是不行的。

美國心臟病協會建議，一般人每天食用的膽固醇以300毫克為上限，高膽固醇的人則每天食用的膽固醇上限則是200毫克，飽和脂肪不要超過10%。吃魚是不錯的選擇，記得我們吃的魚大部分是近海或淡水養殖魚，需注意避免河流及近海汙染的魚類。除了肉類不要過量外，並不需要放棄吃肉全部改成魚，而且應避免單一魚類的攝取，才能降低重金屬汙染、環境荷爾蒙暴露的風險。

只要避開高膽固醇食物，比如動物內臟（腦、肝、腰子等）、肥肉、魚卵、紅蟳，還有留意看不見的油脂，如台式麵包、甜點、三明治裡的美奶滋等，照樣可以過著飲食均衡又健康的生活。重要提醒的是，低密度脂蛋白膽固醇非常高（超過190 mg/dL）的人，很可能罹患了家族性高膽固醇

血症，不能光靠飲食清淡來改善，應盡速到醫院做適當的評估與治療。

適當的膳食纖維有益健康
但是過量則引發其他的危害

　　許多高血脂的人，為了控制膽固醇及三酸甘油酯，會特意多攝取高纖維食物、例如蔬菜、水果、五穀雜糧。這樣建議出發點是正確的，但卻忽略了對於胃腸功能本來較不好、或70歲以上、或腹部曾經開過刀的人，常吃燕麥、糙米，容易消化不良，會對胃腸造成負擔，進而引發胃食道逆流，或是便祕，這是高血脂門診常見的病人的主述。建議不要常常都吃糙米飯，應該和米飯輪流吃，或是將少許各種五穀雜糧（並不是五穀米或十穀米）添加在白米飯中，依據相關研究，添加三分之一的五穀即可達降低心血管疾病之保健效果。五穀不是只有燕麥、糙米，市面上常見的還有紅豆、綠豆、黑豆、黃豆、薏仁、小米等，皆可用來添加米飯的風味。

　　其實吃蔬菜也有學問。適當的膳食纖維有益心血管健康，但記得不能過量。我通常都會建議不要每天都吃一樣的蔬菜，最好能多樣化、輪流吃，而且要適量。葉菜類蔬菜含有很高的纖維，但是建議每天有一限量，即14公克/1000卡，換算成人一日建議量約20～30克。例如男性一天不要超過30公克或及女性不要超過25公克，當中可溶性纖維建議是三分之一，基本上一天10公克以內。吃太多纖維排不掉，是會造成問題的。

　　總而言之，雖然基因檢查在高血脂症的病因診斷上是相當重要的，然而即使不知道其基因的變異，我們大致上仍然能給病人最好的治療。除了給予積極降血脂藥物治療，一定要詳細問清楚病人的飲食生活習慣，唯有飲食生活習慣上的確實的改善，均衡飲食，採取中庸之道，才能妥善控制

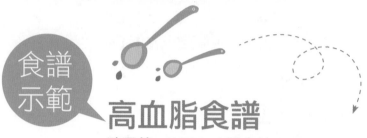

食譜示範 **高血脂食譜**

陳珮蓉 營養師 ／ 周宏坤 廚師

薑黃五穀毛豆飯
（4人份）

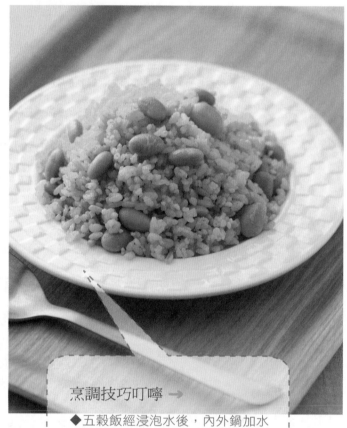

食　材：
白米80公克、胚芽米80公克
小米80公克、燕麥80公克
毛豆20公克

調味料：
薑黃粉1/4茶匙

作　法：
1. 胚芽米、小米及燕麥先以水浸泡並置冰箱隔夜。

2. 倒掉多餘浸泡水，加上白米與薑黃粉及適量水，以電鍋或電子鍋蒸煮。

3. 毛豆先以少量水煮熟，拌煮好的薑黃飯一起食用。

♣ 營養健康叮嚀

1. 據研究顯示，日常主食中含三分之一以上的全穀類，即可有效降低心血管疾病與糖尿病之風險。因此，考量口感與風味，可適量混合白米以增加全家人之接受度。

2. 薑黃含薑黃素（curcumin），是很好的天然抗氧化劑來源。

烹調技巧叮嚀 →

◆ 五穀飯經浸泡水後，內外鍋加水原則與一般煮飯相同，但仍可依個人喜好與所使用之煮飯鍋具，而需適當調整。

◆ 毛豆與飯同蒸煮亦可，但色澤會較差。毛豆也可以先用橄欖油或苦茶油炒熟再拌飯吃，風味更佳。

營養成分分析（每一人份）

蛋白質（公克）	脂肪（公克）	碳水化合物（公克）	熱量（大卡）
7.8	3.4	58.8	297

海藻鮭魚豆腐

（4人份）

食　材：
清鮭魚肉280公克
中華豆腐1/2盒
海藻20公克
玉米醬60公克

調味料：
鹽1/4茶匙、胡椒粉少許

作　法：
1. 豆腐與鮭魚切方塊薄片相
　疊，撒上鹽，以蒸爐蒸10
　分鐘蒸熟。

2. 玉米醬加胡椒粉煮滾，加
　洗淨瀝乾之海藻，快速攪
　拌，熄火。醬汁淋在鮭魚
　豆腐表面即可。

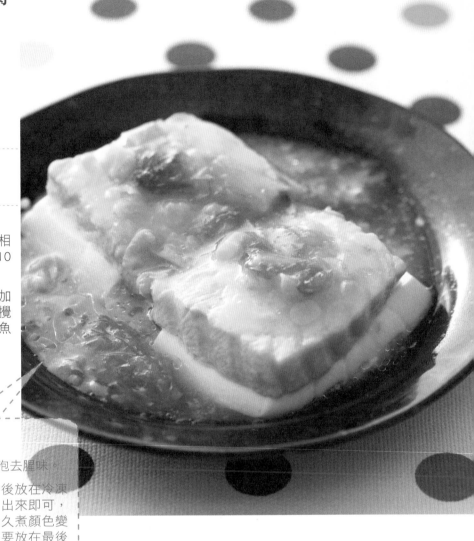

烹調技巧叮嚀 →

◆鮭魚可以先以米酒浸泡去腥味。

◆新鮮綠海藻，買回家後放在冷凍
　庫，每次使用挖一點出來即可，
　非常方便。新鮮海藻久煮顏色變
　黃，因此，入鍋順序要放在最後
　面。

♣營養健康叮嚀

1. 鮭魚富含 ω-3脂肪酸，具有預防心血管疾病的功用。建議每週吃兩次深海魚類，除鮭魚外，鮪
　魚、秋刀魚、鯖魚等亦可選擇。

2. 素食者，可刪掉鮭魚。增加一倍的豆腐，也是一道美味可口的健康料理。

營養成分分析（每一人份）

蛋白質（公克）	脂肪（公克）	碳水化合物（公克）	熱量（大卡）
15.7	12.3	3.1	186

燉紅酒杏鮑菇
（4人份）

食　材：
杏鮑菇240公克、蘆筍120公克、松子15公克

調味料：
鹽1/4茶匙、義大利香料1茶匙、橄欖油2茶匙
紅酒100cc

作　法：

1. 杏鮑菇切滾刀塊、蘆筍切段，分別燙熟，松子炒香備用。

2. 杏鮑菇加調味料醃30分鐘。

3. 醃好杏鮑菇與所有調味料一起入鍋燒煮，起鍋前加上蘆筍。擺盤並灑上松子。

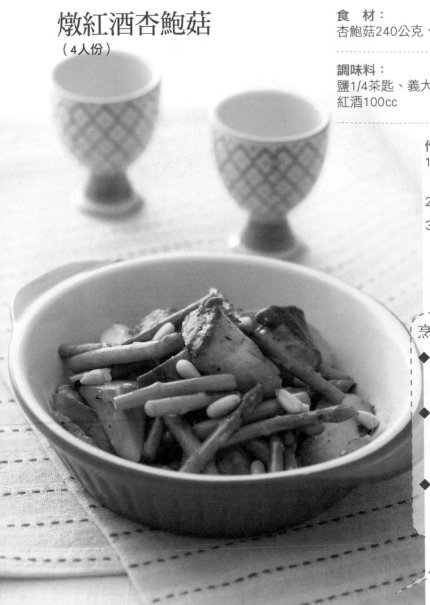

烹調技巧叮嚀 →

◆ 紅酒燉的時間長短，顏色與風味不同，可依個人喜好斟酌。

◆ 松子以乾鍋焙炒，需不停攪拌，當顏色轉淡咖啡色且飄香氣即須起鍋，以免過焦影響風味。

◆ 杏鮑菇預煮方法，除了水煮，也可以用烤的或炒的，創造不同風味與口感。

❧ 營養健康叮嚀

1. 地中海式飲食包括橄欖油、紅酒等都是預防心血管疾病的健康食材。運用在蔬菜類的烹調，可增加菜色的變化。

2. 菇類富含水溶性纖維，具有降低血脂肪的功效。

營養成分分析（每一人份）

蛋白質（公克）	脂肪（公克）	碳水化合物（公克）	熱量（大卡）
2.1	5.1	6.9	82

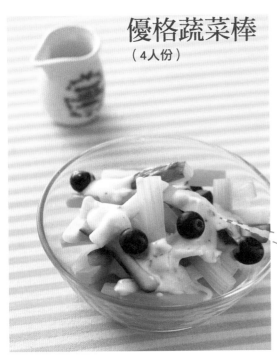

優格蔬菜棒 （4人份）

食　材：
西芹60公克、小黃瓜60公克、紅蘿蔔60公克
竹筍60公克、藍莓50公克、優格100公克

作　法：
1.西芹、小黃瓜及紅蘿蔔，洗淨切長條；竹筍煮熟再切成長條。
2.藍莓與優格以攪拌機打成泥狀沾醬。
3.蔬菜直接沾醬食用。

烹調技巧叮嚀 →
◆竹筍帶殼煮再剝殼切條，口味較佳。
◆沾醬可以搭配季節性的水果，例如芒果、哈密瓜等各種變化。

營養成分分析（每一人份）

蛋白質（公克）	脂肪（公克）	碳水化合物（公克）	熱量（大卡）
1.9	1.0	5.9	40

❧ 營養健康叮嚀

1.藍莓富含花青素等天然抗氧化劑，而優格則是富含鈣質，做成蔬菜沾醬兼具色香味與健康。
2.優格需選擇低脂成分以降低飽和脂肪攝取量。

金桔薄荷紅茶（4人份）

❧ 營養健康叮嚀

1.以茶取代高湯，可以降低鹽分與飽和脂肪的攝取量。
2.不含糖的花果茶，為熱量低又美味的健康飲料。

食　材：
立頓紅茶包、金桔2個、薄荷葉8片

作　法：
1.紅茶包與金桔放入花茶壺，沖入沸水。
2.倒入花茶杯後，加薄荷葉。

烹調技巧叮嚀 →
◆家裡放久不脆的蘋果或水梨，亦可適量添加一起沖泡，增加香甜風味。
◆薄荷葉久泡，顏色與香氣較差，建議倒入茶杯飲用前再拌入。

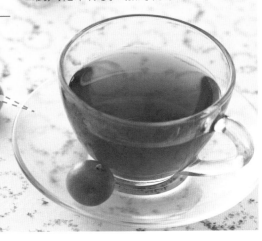

營養成分分析（每一人份）

蛋白質（公克）	脂肪（公克）	碳水化合物（公克）	熱量（大卡）
1.9	1.0	5.9	40

蔡兆勳 醫師

生活習慣病的防治

定義

生活習慣病（lifestyle related disease）是指一些跟生活習慣息息相關的疾病，包括：癌症、高血壓、糖尿病、高血脂症、肥胖、脂肪肝、腦血管疾病、心血管疾病等。

成因

這些疾病的原因跟日常飲食、運動、抽菸、喝酒、嚼檳榔、個人衛生保健、居住環境、休息睡眠、休閒娛樂有關。差之毫釐失之千里，千萬輕忽不得。特別是隨著醫學知識的累積，大家漸漸瞭解「肥胖不是福」，因為肥胖的脂肪組織會釋放很多危害因子，這是導致癌症、高血壓、糖尿病、高血脂症等疾病的重要原因。況且高血壓、糖尿病、高血脂症又是心血管和腦血管疾病的重要危險因素。除此，過度飲酒、抽菸、嚼檳榔也都被證實跟這些疾病有關。譬如過量飲酒是肝病、食道癌、心血管疾病的危險因素；抽菸是心血管疾病、肺癌、慢性阻塞性肺疾病的危險因素；嚼檳榔是口腔癌的危險因素。

症狀

　　生活習慣病的特徵是早期檢查可能出現血壓、血糖、血脂肪等異常，一開始臨床上可能沒有任何症狀，所以經常被忽略。但是長期血壓、血糖、血脂肪異常的結果可能會產生症狀。高血壓可能會頭暈、頭痛等；糖尿病可能會口渴、多尿、體重驟減等。最後會導致許多器官不可逆的傷害，甚至造成嚴重的併發症，如心肌梗塞、腦中風，不僅造成個人日常生活很大的困擾，也造成家人的擔心。因此，生活習慣病的併發症影響家庭至深至巨，要定期健康檢查，才能早期發現早期治療生活習慣病。

預防

　　預防勝於治療。維持適當的體重是預防生活習慣病的最重要方法。個人體重的評估要納入身高，通常以體質量指數（body mass index，BMI）＝體重（Kg）/【身高（m）】^{2} 當作參考標準，國人正常的體質量指數（BMI）範圍在18.5-24 Kg/m^2。過重或過輕都是不適當的。正確的飲食和運動習慣又是維持適當體重的不二法門。因此，預防生活習慣病首先要由飲食控制和養成運動習慣著手。

　　每一個人都應注意三餐要定時定量、勿暴飲暴食、要細嚼慢嚥、均衡攝取六大類食物、降低鹽分的攝取、減少菸酒、咖啡、茶，避免刺激性食物等基本原則。已經有特殊疾病的人更應該注意飲食習慣。譬如高血壓病人更要注意控制食鹽的攝取、少攝取膽固醇及飽和脂肪酸、減少酒精的飲用、多攝取含纖維物質的蔬菜水果，同時要積極戒菸。高血脂患者宜食用低油脂、低糖、低熱量及高纖維飲食；同時避免過量飲酒、動物性脂肪、

油炸食物、醃製品、加糖罐頭等。高尿酸及痛風患者，特別要減少含高普林的食物，避免攝取過多的蛋白質，避免高油飲食及油炸食物，每天攝取足量水份，避免飲酒。糖尿病人應遵守營養師建議的飲食原則，以免過量飲食造成血糖控制不好，或太嚴格控制飲食反而造成營養不良。

運動也是預防生活習慣病的重要方法。一般人應養成每日適度運動的習慣。適度運動以不引起任何不舒服為原則，應避免太熱或太冷的天氣到戶外運動。如果能持續每週做有氧運動三次以上，每次三十分鐘到心跳每分鐘達130次的程度，對健康會有很大幫助。運動要以「有氧運動」為主（如：走路、慢跑、打球等），同時加上肌力訓練會更好。運動過程要包括有效的熱身運動、適當強度的主要運動及緩和運動，以避免運動傷害。如有特殊疾病，應該先諮詢醫師的意見，規劃適當的運動內容。

除了飲食控制和運動外，戒菸、戒檳榔、飲酒勿過量、養成良好排便習慣都是維持健康、遠離生活習慣病的必要原則。更重要的是，世界衛生組織（WHO）對健康之定義是指一個人的身體、心理、社會（及心靈）的完美安適狀態。因此，調整生活作息、安排適當的休閒活動、保持愉快的心情、保有充足的睡眠、減少生活壓力，也是維持身心健康的重要方法。

治療

如果已經診斷有這些生活習慣病，更應該積極進行飲食控制、加強運動等生活習慣的改變。當飲食控制及運動還是無法達到治療目標時，一定要諮詢醫師的意見，討論是否需要加入藥物治療，才能有效控制血壓、血糖、血脂肪在治療目標內，以避免併發症產生。

● 林京美 營養師

生活習慣病飲食

　　生活習慣病一詞源自於日本。1996年日本厚生省將過去俗稱的成人病或慢性病，更名為生活習慣病。「生活習慣病」的概念是指一個由生活方式的因素所引起的各種疾病；含蓋—飲食、飲水、抽菸、吃檳榔、飲酒等習慣，及是否運動等有密切的相關，都是種下未來可能罹病的因素，而且已經不再是老年人的專利。日本厚生省針對常見與生活習慣有關的疾病（包括：糖尿病、高血壓、血脂異常、心臟病、腦中風、肥胖等）提出對策，以降低危及國民健康/生命的風險；根據衛生署公布臺灣前十大死因中，也包含心臟病、腦血管疾病、糖尿病等這些生活習慣病，大部分是由於高血壓、高血脂、高血糖等三高沒有控制好所引起。

預防「生活習慣病」的發生

　　在生活習慣方面包括：

　　⑴**大量飲酒／酗酒**；⑵**吸菸**：1天吸菸超過40支的人，因腦中風死亡的風險是正常人的4倍；⑶**運動不足**：運動量不足無法將食用過多的食物熱量消耗掉，不僅容易造成肥胖、糖尿病、血脂異常，也會造成高血壓；⑷

肥胖：在相關疾病方面包括：❶**高血壓**❷**血脂異常**❸**糖尿病**：有糖尿病的人，因腦中風死亡的風險是正常人的2～3倍❹**心臟病**。

具體的飲食方面：

⑴**降低鹽份的攝取量是根本的需求。**低鹽飲食的技巧：每日食鹽攝取目標小於10公克（若已有高血壓的問題食鹽攝取目標小於6公克）、鉀的攝取目標大於3.5公克（多攝取高鉀蔬果）──❶使減少醬油的用量。❷應用天然食材調味。❸採用香草/香料。❹用醋及柑橘的酸味。❺選擇調味料前先嚐一嚐鹽味程度（深色的醬料往往不僅甜味高，鹹度也不低。❻減少添加甘甜劑及料理酒（料理米酒、味醂）的用量。

⑵**血脂異常是動脈硬化的重要原因，進而影響血壓，需要加以限制。**低膽固醇飲食：❶一天1個蛋黃。❷降低乳脂攝取量。❸少吃速食麵及零食。❹控制巧克力及糖果的食用量。❺選擇適當的油脂：降低動物性脂肪，選擇低脂肉類並控制攝取量，如：魚油及植物油等富含不飽和脂肪酸（動物性脂肪：魚油及植物性脂肪=1:1.5～2），有助於降低膽固醇；建議選用植物油烹煮食物。❻多選擇青背魚類（鯖魚、飛魚）。❼食用高纖維食物。

⑶**飲酒要適量**──適量飲酒雖可能可以提升好的高密度膽固醇，但所謂的適量會因人而異；此外，過量飲酒不僅增加熱量攝取，也會造成三酸甘油酯上升，增加高血壓的風險。各種酒類一般的建議量要低於以下份量：日本酒180毫升、威士忌/白蘭地60毫升、燒酒70毫升、啤酒500毫升、葡萄酒200毫升。每日飲酒會增加肝臟負擔，飲酒後至少休息2天讓肝臟復原。

⑷**增加運動習慣有助於改善高血壓**：選擇簡單容易上手的有氧運動（游泳/健走），不僅有助於體脂燃燒，持續性也較容易維持。目標是每天至少運動30分鐘，一星期二次以上，持續一年以上。

⑸**為了預防肥胖或改善肥胖的程度**：要降低多餘熱量的攝取。

⑹**喫煙習慣。**

在飲食習慣方面：

⑴**攝取足夠的蔬菜。**蔬菜富含纖維質可增加飽足感，預防肥胖。建議可每天食用350公克以上蔬菜，其中120公克為黃色和綠色蔬菜。

⑵**不要吃太多甜和油膩的東西**：甜食和油脂含量高的食物食用過多是造成肥胖的主要因素。

⑶**低鹽烹調**：口味較重的菜色很容易讓我們在不知不覺中多吃一些飯；可藉助食材本身天然的味道調味。

⑷**如果發現份量真的過多，還是應該剩下來，不要勉強自己一次全部吃完**（若擔心浪費，一方面可以利用剩下的食材二次利用，同時提醒自己下次不要煮太多/點太多）。

⑸**不要因為調味料不會額外收費就拼命加。**調味料的特色為油脂高（如：蛋黃醬、沙拉醬、芝麻醬）或鹽度高（如：醬油、豆瓣醬）的食品，食用過量很容易影響血壓。

⑹**吃東西的時間儘量定時，慢慢食用，享受用餐的樂趣；不要在就寢前3小時吃，以免消化不良。**

⑺**不要用大餐盤吃東西，儘量用小餐盤分食，這樣才能感受到自己食用的真實份量；**盛飯也是一樣，不要用大碗，要用適合自己份量較小的

碗，以免吃過量。

(8)**不要在看電視或看報紙的時候用餐／吃東西**，這樣除了很難察覺自己實際吃進去的份量，且會影響飽足感。

(9)**吃東西前要充分了解食物的熱量**。經由閱讀/參考包裝食品上的營養標示可以讓我們知道熱量再來決定份量。

現代社會生活腳步加快，不要因為忙於工作或賺錢，忽視「生活習慣病」而賠上了健康！

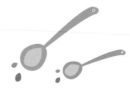

食譜示範

生活習慣病與營養食譜

林京美　營養師 ／ 謝佩珍　廚師

焗烤鯛魚
（4人份）

食　材：
牛番茄4個、起司50公克
鯛魚80公克、旗魚漿20公克

作　法：

1.將牛番茄距蒂頭部分約2～3公分切開
（蓋子）、將番茄內挖空清洗乾淨備
用。

2.將鯛魚切小丁加入旗魚漿輕輕拌勻後
填入牛蕃茄中，起司片置於封口處。

3.將牛蕃茄及番茄蓋置入烤箱烤熟（蕃
茄蓋稍烤一下即可）。

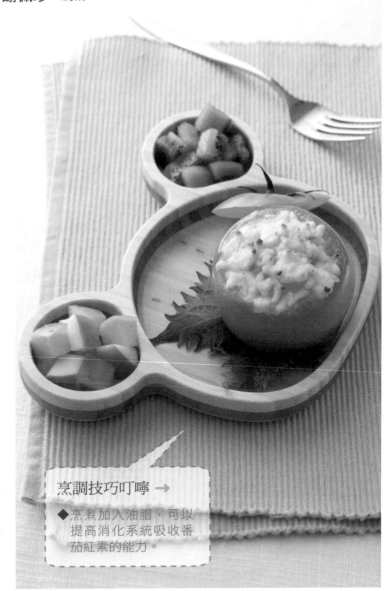

♣ 營養健康叮嚀

番茄除含茄紅素外，還含有多種維生
素、礦物質、微量元素、優質膳食纖維
等高營養價值，是人體最佳的食品；茄
紅素是所有類胡蘿蔔素中抗氧化能力最
強的，流行病學的研究指出，茄紅素可
以降低心臟疾病罹患率、防止紫外線傷
害皮膚、抑制癌症的發生。

烹調技巧叮嚀 →

◆烹煮加入油脂，可以
提高消化系統吸收番
茄紅素的能力。

營養成分分析（每一人份）

蛋白質（公克）	脂肪（公克）	碳水化合物（公克）	熱量（大卡）
7	3	4	70

125

鮮菇竹笙飯
（4人份）

食　材：
胚芽米240公克、雪白菇100公克、竹笙20公克、紅甜椒50公克
捲心白菜100公克、洋蔥100公克、大蒜20公克

調味料：
橄欖油1匙、無鹽奶油1小匙

作　法：

1. 將洋蔥切丁。大蒜切片備用。

2. 平底鍋預熱後，倒入1匙橄欖油，再放1小匙無鹽奶油，放入大蒜和洋蔥爆香。

3. 等到洋蔥變軟出水後加入去油高湯，再把洗好的米放入一起炒，炒到半透明的白米變成白色後加入少許海鹽拌勻備用。

4. 於平底小鍋內舖捲心白菜菜葉，將炒好的米倒入菜葉內，轉中小火悶飯，汁液收乾。

5. 竹笙切小段、紅甜椒切小丁略拌炒，起鍋前再放雪白菇拌勻備用。

6. 將悶煮好的飯扣於盤上，將捲心白菜覆蓋於飯再將炒好的配料置於上面即可。

❖ 營養健康叮嚀

橄欖油富含單元不飽和脂肪酸，有助於降低血中膽固醇，有利於減少冠心病的發生風險。

烹調技巧叮嚀 →

◆橄欖油避免高溫烹調。

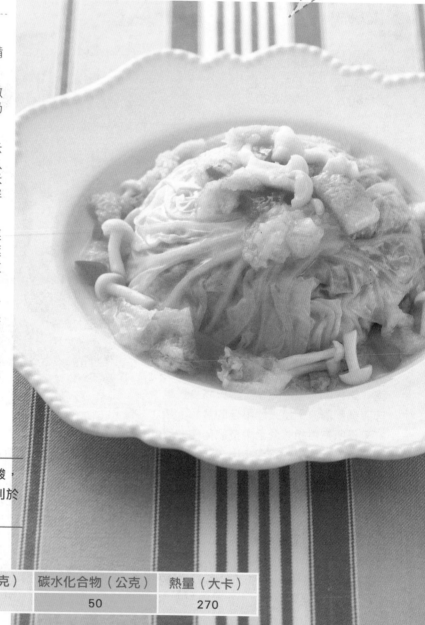

營養成分分析（每一人份）

蛋白質（公克）	脂肪（公克）	碳水化合物（公克）	熱量（大卡）
6	5	50	270

玫瑰餃（4人份）

食　材：
餛飩皮（大）12張、雞里肌肉180公克
菠菜100公克、魚板70公克

作　法：

1. 內餡：將雞里肌肉及菠菜剁碎（擠出水份）加
　入少許海鹽拌勻備用。

2. 內餡包於餛飩皮成玫瑰形狀備用。

3. 將包好的玫瑰餃置於蒸籠中蒸熟後排盤。

4. 魚板切薄片捲成玫瑰用牙籤固定後排盤。

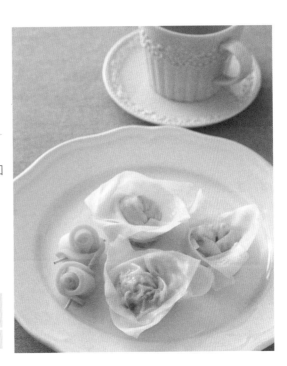

營養成分分析（每一人份）

蛋白質（公克）	脂肪（公克）	碳水化合物（公克）	熱量（大卡）
15	3	20	165

✿ 營養健康叮嚀

菠菜屬黃綠色蔬菜，因含有大量β-胡蘿蔔素，研究顯示類胡蘿蔔素為良好的天然抗氧化劑，且能阻止細胞癌化、分裂和繁殖，可使免疫細胞增強、抑制癌細胞生長。可以降低癌症及冠狀動脈疾病的罹患率。

抹茶捲（4人份）

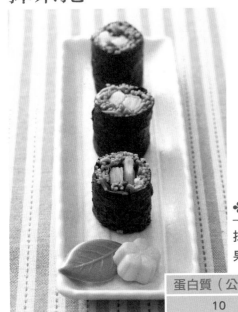

食　材：
紫菜4張、抹茶麵條200公克、山藥100公克
大白蝦8隻、紫蔬葉3片、小豆苗50公克

作　法：

1. 紫蔬葉、小豆苗清洗瀝乾水份備用。

2. 抹茶麵條入滾水煮熟入冰水備用（瀝乾水份）備用。

3. 山藥切長條及蝦入滾水氽燙入冰水備用。

4. 紫菜舖平將抹茶麵條舖平再將山藥條、蝦、紫蔬葉舖
　於麵條上後捲成壽司狀長條。

5. 壽司狀長條切小段後排盤。

✿ 營養健康叮嚀

抹茶含兒茶素（茶多酚），研究顯示兒茶素抗癌和抗氧化效果、降低冠狀動脈疾病風險。　　**營養成分分析（每一人份）**

蛋白質（公克）	脂肪（公克）	碳水化合物（公克）	熱量（大卡）
10	1	40	210

炒鮮蔬
（4人份）

食 材：
蘆筍100公克、山藥100公克、胡蘿蔔50公克
金黃花菜200公克、芥花油1茶匙

作 法：
1.蘆筍切小段、山藥切粗絲、胡蘿蔔切
　細絲、金黃花菜切小朵清洗備用。

2.將所有材料入滾水汆燙入冰水備用。

3.加入芥花油將以上材料拌炒悶煮後，
　加少許鹽調味後起鍋盛盤。

❧ 營養健康叮嚀

十字花科蔬菜含有抗癌
之活性成分indoles（吲
哚）與isothiocynates（異
硫氰酸酯），可降低癌症
的發生，特別是肺癌、攝
護腺癌與腸胃道相關癌
症，種類有花椰菜（金黃
花菜）、高麗菜、包心白
菜、甘藍菜、青江菜與蘿
蔔等等。

烹調技巧叮嚀 →
◆金黃花菜質地較硬
　不要切太大朵。

營養成分分析（每一人份）

蛋白質（公克）	脂肪（公克）	碳水化合物（公克）	熱量（大卡）
2	2	2	40

蓮藕湯（4人份）

食 材：
蓮藕（大）1節、蓮子20公克
白果20公克、小排骨35公克
手掌大小南瓜4個（容器）

作 法：
1.小排骨入滾水汆燙洗淨後加水
　熬湯（加入少許海鹽調味）。
2.蓮藕切薄片、蓮子、白果入排
　骨湯煮熟備用。
3.將蓮藕、蓮子、白果入小南瓜
　盅中蒸至南瓜熟透後盛盤。

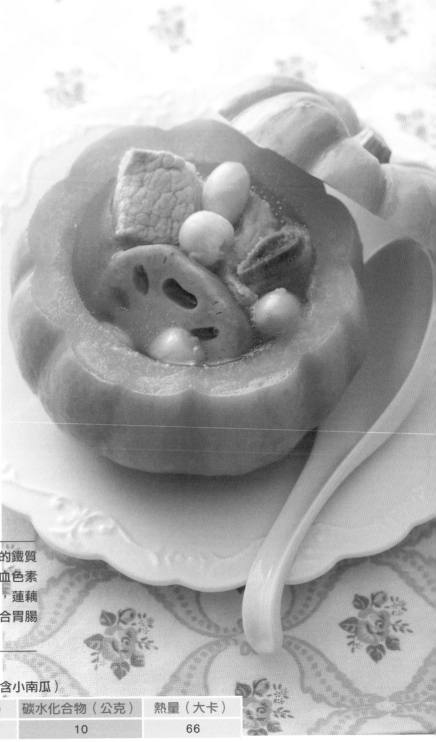

烹調技巧叮嚀 →

◆蓮藕含有鐵質，在空氣
　中會氧化變黑，可添加
　幾滴檸檬汁預防變黑。

♣ 營養健康叮嚀

蓮藕是少數植物性食材含有較高的鐵質
及維生素B12，對於素食者改善血色素
功能有些幫助；以中醫觀點來看，蓮藕
煮熟後，有健脾養胃的效果，適合胃腸
虛弱、消化不良的人食用。

營養成分分析（每一人份）（不含小南瓜）

蛋白質（公克）	脂肪（公克）	碳水化合物（公克）	熱量（大卡）
2	2	10	66

王宗道 醫師

淺談心血管疾病

　　俗話說「病從口入」，其實不僅是傳染病，包括糖尿病、心血管疾病等占據國人十大死因前五名的重要疾病也與飲食關係密切。在身體健康管理上，「預防重於治療」永遠是最重要的原則，而要有效的預防疾病發生，飲食正確的重要性不言可喻。因此，臺大醫院營養室舉辦的「午餐的約會」活動，確實非常有意義。我也曾有幸參與此活動，親身見證了病人的踴躍參與及能在輕鬆的環境中將正確的飲食保健觀念傳達。此次適逢該活動屆滿二十周年，很榮幸受邀就我本人的專業領域心血管疾病，針對其成因、症狀、如何早期診斷及防範作一概要介紹，希望能讓讀者充分掌握並有效防範此一威脅國人健康的重要疾病。

　　心血管疾病的成因：一般提到心血管疾病，往往直接想到心肌梗塞。事實上，包括大家耳熟能詳的腦中風、甚至較不清楚的周邊血管疾病（走路走遠一些便感覺下肢麻、走不動的所謂「間歇性跛行」）、男性勃起功能障礙等，都與動脈血管狹窄密切相關，因此均可視為廣義的心血管疾病。臺灣每年因為心血管疾病死亡的人數與癌症不相上下。而與癌症不同的是，心血管疾病可以有效預防（經由控制心血管疾病危險因子），且其預防效果遍及全身動脈血管，因此包括腦中風、周邊血管疾病等也能因此

防範。

　　就心臟而言，要維持正常運作，必須有充足的血液供應。負責心臟血液供應的是冠狀動脈，其自大動脈分支後便罩在整個心臟上，由於形似歐洲國王「皇冠」上的紋路，因而得名。冠狀動脈自大動脈分出左右兩條，左冠狀動脈又分成左前降枝與左迴旋枝，分別支配左心的前壁與側壁，右冠狀動脈則支配右心。冠狀動脈經過多次分支形成小血管，遍布整個心臟肌肉，運送氧氣及養分。心臟的各種功能得依賴這些小血管供給氧氣與養分方能正常行使。一旦冠狀動脈發生狹窄或阻塞，造成血液供應出現問題，心臟便無法正常運作，病人會出現小至短暫性運動時胸悶、氣促，大至瞬間休克等不適症狀，這便是所謂的「冠狀動脈心臟病」或簡稱「冠心病」。

　　冠狀動脈發生狹窄或阻塞的原因，最常見的是動脈硬化斑塊破裂或表面破損造成局部血栓形成所致（占近八至九成），少部分是因為血管抽筋（痙攣）、血管中間層破裂（剝離）、或身體其他地方血栓栓塞引起。以往醫學研究發現，動脈血管硬化斑塊係由於血管內表面下層堆積壞膽固醇（低密度脂蛋白膽固醇，LDL-C）所致，型態上就猶如皮膚上的痘痘，會在血管內表面形成突起。此突起的體積進展一般緩慢（冠狀動脈直徑約3-4公厘，單純膽固醇斑塊造成直徑狹窄每年僅約進展0.01-0.02公厘），但若突起表面因為發炎、血管痙攣或其他因素造成表面破裂，便會啟動體內的凝血機制在斑塊表面形成血塊，血塊直徑一般輕易可達1-2公厘（觀察皮膚傷口表面血塊可知），這便是造成動脈硬化斑塊狹窄程度短時間大增或甚至堵塞的主要原因。一旦血管在短時間內完全阻塞，則失去血液供應的心肌細胞會因此而死亡，心臟的收縮功能大受影響，患者會出現劇烈

胸痛、冒冷汗等症狀，此即所謂「心肌梗塞」。由此可知，心肌梗塞是冠心病最嚴重的極端表現。冠狀動脈容易狹窄的部位，是在冠狀動脈上游，尤其是各個分叉點。血管阻塞的位置越上游，則血流無法通過的影響範圍越大，心臟功能的影響也會更嚴重。

　　心血管疾病的症狀：簡單來說民眾可分「部位、性質、時間」三點注意。「部位」下自胃部、上至下巴、右至右肩、左至左上臂內側、後至左肩胛內側均有可能，範圍至少約五十元銅板大小，絕無只有點狀範圍抽痛者；「性質」一般而言是悶、或重物壓迫感，少部分人是單純喘不過氣；「時間」一般都發生於活動狀態，或至少活動時會更加重；持續時間一般小於一分鐘，極少有大於5分鐘以上的，除非已瀕臨於心肌梗塞狀態，那可能持續達二十分鐘以上。臨床上時常發現由於冠心病症狀往往持續時間不長，且活動時方明顯，因此許多病患不以為意，甚至自我解讀為年紀增長或平常缺乏運動所致，忽視了它的警示作用，於是所謂心臟病突發的事件一再上演。事實上這些「大地震（指心肌梗塞）」的發生先前一周內多半早有「小地震（先前的輕微症狀）」預警。

　　一個重要觀念是，動脈血管阻塞在初期階段是完全沒有症狀的，除非藉由健康檢查，才能夠早期發現血管阻塞。一旦等到症狀出現，往往血管已經塞了一大半，這是因為血管阻塞要超過直徑70%，該條血管的血流才會減少，心臟才會產生不適症狀。若是日常較靜態活動時也會感到不舒服，則多半血管已阻塞超過直徑90%，因此若僅依症狀來診斷心血管疾病，對於早期診斷與治療幫助不大。

　　心血管疾病的早期診斷：傳統的檢查，包括一般心電圖、運動心電圖、及核子心臟掃描，診斷心血管疾病的原理是根據「冠狀動脈血流下

降」產生的心臟變化來檢驗病患是否有冠心病。因此，這些檢查只能判斷冠狀動脈直徑狹窄是否超過70%（方會造成血流下降），準確度從三成、七成、至八成五不等。由於直徑狹窄超過70%是目前全世界心臟學界認定適合接受心導管治療的標準（血管狹窄小於70%藥物治療即可），因此上述檢查足敷臨床所需。當然就早期診斷的觀點是相當不足。

由於心臟是不斷跳動的，動脈硬化斑塊的體積又極小，因此影像截取必須夠快才能獲得清楚影像。隨著醫療科技進步，超高速心臟電腦斷層掃描的發展讓冠心病的早期診斷已不是問題。電腦斷層掃描的機型很多，從早期的16切、64切，已進展到256切、640切。這邊所謂多少切的數目，是指在電腦斷層機內擷取影像的探頭排數，排數愈多的，能夠一次擷取更大範圍的影像，受到心跳的干擾就愈小，需要閉氣的時間也愈短。64切、256切與640切在影像解析度上是相同的。電腦斷層掃描目前並沒有健保給付，自費約需2～3萬元，一般建議有危險因子的病人可以與醫師討論後，評估接受檢查的必要性。即使沒有經濟負擔上的考量，但因電腦斷層掃描有輻射的問題，並不建議每年受檢，若沒有特殊狀況，約3～5年接受一次檢查即可。

心血管疾病的預防及醫師叮嚀：在本文的一開始便提及，心血管疾病與癌症的最大不同在於心血管疾病是可以預防的。百分之九十的心血管疾病病人都有一種或以上的危險因子，因此危險因子的控制至關重要。就算您是沒有危險因子的那百分之十，在真正大發作之前一周也應該會有相關症狀出現，因此對於症狀的認識也屬必要。最後便是應該定期檢視自身的危險因子狀況。以上這三點便是我給諸位的三帖「護心要方」：危險因子控制好，相關症狀要記牢，定期檢查不可少。以下再略述一二。

　　危險因子控制的重要性在於動脈硬化斑塊的形成與危險因子均有直間接關係。血液中膽固醇各成分數值與斑塊形成直接有關，其他如血糖、血壓、抽菸都會影響血管表面內皮細胞讓膽固醇容易進入堆積形成斑塊，屬間接相關。危險因子包括AB2C2D2E八項：A酒精（alcohol）；B2血壓（blood pressure）及體重（body mass index，BMI）；C2膽固醇（cholesterol）及吸菸（cigarette）；D2是糖尿病（diabetes）及飲食（diet）；E運動（exercise）。其中特別值得一提的是運動，運動不僅能訓練心肺耐力，且是一個很好的民眾提早警覺自己是否有相關心臟病症狀的方法。基本原則是，若有相關症狀應立即停止運動接受檢查，而不要硬撐，否則極可能突發意外。相關症狀前面已有說明。定期檢查則建議40歲以上者每年接受以上八項危險因子相關的身體檢查，心血管相關的特殊檢查則基本上每三至五年檢查一次即可。若出現心血管相關症狀，應及早接受專科醫師的診治及治療，以避免不可測的心血管事件突發。在科學昌明的今日，心血管疾病儘管一向給民眾不可測的印象，但其實它絕對能夠被充分掌握、良好管理、並避免發生。

賴聖如 **營養師**

保護心血管疾病飲食

控制良好血脂肪

包括血中膽固醇（Cholestrol）、三酸甘油脂（Triglyceride）及特殊蛋白結合成的高低密度脂蛋白（HDL-C、LDL-C）；簡言之，低密度脂蛋白（LDL-C）含大量膽固醇，體積小容易滲入血管壁，形成動脈粥狀硬化，被稱為壞的膽固醇；高密度脂蛋白（HDL-C）含大量磷脂質，可以移除血液中過多的膽固醇，預防脂肪堆積血管壁中，又稱為好的膽固醇。若血中總膽固醇、三酸甘油脂濃度、低密度脂蛋白濃度偏高或高密度脂蛋白濃度偏低等，均稱為高血脂。

血脂正常值：

總膽固醇（TC，Total Cholestrol）	<200mg/dl
三酸甘油脂（TG，Triglyceride）	<150mg/dl
低密度脂蛋白 （LDL，Low Density Lipoprotein）	<100mg/dl
高密度脂蛋白 （HDL，High Density Lipoprotein）	>40mg/dl

高脂血症高危險群：

❶**肉食主義者**：如內臟、蛋黃、奶製品、肉類、海鮮等，肉食主義者要特別注意。

❷**體重過重者**：肥胖常合併有高三酸甘油脂血症和高密度脂蛋白過低的現象，也容易有併發代謝症候群、糖尿病、高血壓等疾病。

❸**運動缺乏者**：適量運動可以降低血中三酸甘油脂濃度，降低低密度脂蛋白濃度，升高高密度脂蛋白濃度。

❹**老菸槍一族**：吸菸會損壞血管內壁，造成膽固醇堆積，及氧化壓力大也容易形成高脂血症。

❺**遺傳病史者**：遺傳基因可能影響人體代謝或產生膽固醇的能力，尤其是有相關家族病史的人更要注意。

❻**銀髮高齡者**：膽固醇濃度隨年齡、性別不同而有差異。一般而言，膽固醇濃度男性比女性高；不過婦女在停經後，膽固醇濃度容易上升，甚至超過同年齡男性。

體重控制：身體密碼 —— 身體質量指數

理想體重即身體質量指數（BMI，Body Mass Index）在18.5到24之間皆屬於正常體重，而BMI大於24稱之為過重，大於27就可以稱為肥胖了。理想體重（公斤）=22×身高^2（公尺^2），即BMI（體重÷身高^2）=22

此外，腰腹部肥胖和各種肥胖相關疾病關係更為密切，故建議女性腰圍維持在80公分以下，男性90公分以下。

少吃及輕食取代「不吃或少吃」作為減肥圭臬，但只靠少吃並不容易

成功，因飢餓感容易遇到減重的瓶頸和挫折。天然原味、高纖維的飲食型態成為飲食減重計畫最重要的手段。減輕脂肪組織取代體重減輕，作為減重計畫成效評估，女性體脂肪應少於30%，男性應少於25%。

熱量攝取

　　成人減重計畫仍建立在均衡飲食的基礎。熱量設定男性應至少1500大卡，而女性至少1200大卡，或每日減少500大卡，減肥應採取緩慢而持續的步調進行，修正飲食行為、調整生活習慣、養成規律運動，才能達成目標，減少復胖機會。

限制膽固醇

　　建議每日膽固醇攝取量應低於250mg。而膽固醇只存在動物性食物，舉凡內臟、蛋黃、奶製品、肉類、海鮮等，而植物性食物中則不含膽固醇。各種肉類平均每兩約含20到30mg膽固醇，建議每日攝取肉類5兩以下，並建議：食用肉類宜選擇魚類、去內臟海鮮及去皮家禽，減少牛、羊、豬脂肪含量較高的肉類及絞肉製品，並以部份豆製品替代肉類做為蛋白質來源。

以不飽和脂肪取代飽和脂肪

　　飽和脂肪酸是主要影響LDL-C濃度者，若減少飲食中的飽和脂肪則可幫助降低血中低密度脂蛋白膽固醇濃度。低脂、脫脂奶或豆漿取代全脂奶

及全脂奶製品、肥肉、椰子油、棕櫚油的攝取。

❶**飽和脂肪主要食物來源**：豬肉、牛類、肥肉、全脂乳製品及常用烹調、加工食用油，如：豬油、奶油、棕櫚油、烤酥油、椰子油等。限制高飽與和高膽固醇食物，並且利用魚類、豆類或堅果類的不飽和脂肪取代飽和脂肪的攝取。

❷**以單元不飽和脂肪酸取代飽和脂肪用油**，可使LDL-C下降，如橄欖油、花生油、苦茶油、油菜籽油、芝麻油等。（n6FA：紅花油、葵花油、大豆油、玉米油），而單元不飽和脂肪酸含量豐富食物：堅果類（花生、杏仁、核桃、腰果、開心果）、油籽類（瓜子、芝麻）

限制反式脂肪攝取

反式脂肪多存在加工食品，鮮少存在自然食物中，通常是液體的植物油經氫化加工過程後產生的，其中反式脂肪酸會增加血中LDL-C濃度，並且降低血中HDL-C，增加高血脂症、冠心病的危機。而食物中主要反式脂肪酸的來源是人工氫化植物油，如烤酥油、瑪琪琳。常見人工氫化植物油的產品則有：烘焙西點、餅乾、炸薯條、炸雞等。

減少油脂

建議控制油脂攝取以達減重及降低高脂血症的發生率。降低油脂攝取的技巧：

1.多用清蒸、水煮、涼拌、燒烤、清燉、醬滷方式調理食物。

2.少吃油炸、油煎、油酥的食物。

3.去除肉類的外皮及奶油製品。

4.高油食物：肥肉、動物外皮、香腸、豬腸、培根、油炸肉、油條、蛋餅、起司、奶油、肉湯、沙拉醬等。

5.高油點心：腰果、花生、瓜子、蛋糕、西點、糕餅、巧克力、冰淇淋等。

高纖維飲食

高纖且植物性食物含飽和脂肪酸較低，且在腸道結合膽固醇，減少其吸收。分為水溶性與非水溶性，其中水溶性纖維對降低膽固醇及餐後血糖有較明顯之效果。非水溶性纖維促進排便及增加飽足感，建議每日纖維攝取量應該達到25公克以上，除每日五蔬果以外，必須採全穀類主食，才容易達標。如：各類蔬菜水果、燕麥、糙米、大麥、莢豆類、全穀類、小麥麩、洋菜、木耳、海帶、紫菜、菇類、瓜類等。

1.白米飯改為五穀雜糧或糙米飯。

2.同時食用菜葉及菜梗部分。

3.新鮮水果洗淨連皮吃。

4.以毛豆、黃豆等莢豆類取代部分肉類。

其他注意事項

1.規律運動、調適壓力、戒菸酒。

2.**ω-3脂肪酸**，主要存在深海魚類如鮭魚、鯖魚、秋刀魚、海鰻、白鯧魚、牡蠣等海鮮，每週至少三次以魚類取代肉類蛋白質。對於素食者來說，大豆、芝麻、亞麻仁油、胡桃之類的堅果、海藻類也含有豐富的ω-3脂肪酸。

3.**抗氧化劑**，含有抗氧化劑的健康食品種類繁多，如維生素C、E、β-胡蘿蔔素、類黃酮素、蕃茄紅素、異黃酮、葡萄籽萃取物等。抗氧化劑能結合體內自由基，減低LDL-C氧化，進而減少血管粥樣化、高血壓相關疾病，蔬果類含有豐富的維生素C、類胡蘿蔔素、多酚類及類黃酮等天然抗氧化物質、堅果天然維生素E。綠花椰菜、彩色甜椒、蕃茄、西瓜、紅蘿蔔、南瓜、木瓜、橘子、柳丁、葡萄、櫻桃、梅子、草莓、藍莓、洋蔥、大蒜、菠菜、青江菜等；綠茶、烏龍茶；各式花草茶；適量紅酒（150-200cc/天）、全穀、黃豆製品。

4.**食物多樣化**，均衡攝取六大類食物。

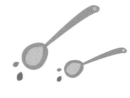

食譜
示範

保護心血管飲食食譜

賴聖如　營養師／謝佩珍　廚師

蕃茄燉飯
（4人份）

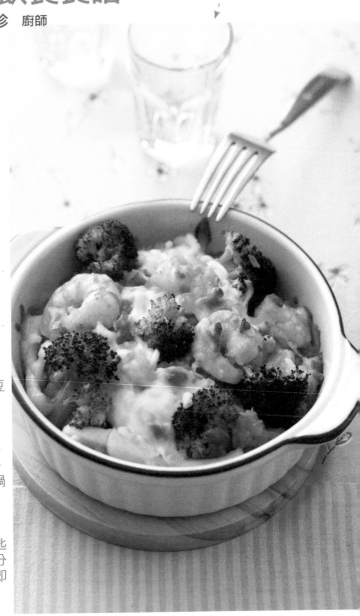

食　材：

五穀米飯：
燕麥、高樑、胚芽米、薏仁、小米、黃豆
大蕃茄4顆、洋蔥1顆、青豆仁20克
青花菜200克、瘦絞肉70克、花枝80克
蝦仁70克、低脂巧達起司100克

調味料：
義式香草2克、迷迭香1克、橄欖油15cc

作　法：

1. 五穀米洗淨煮成飯。

2. 大蕃茄洗淨以果汁機打成汁，青花菜、青豆仁洗淨燙熟備用。

3. 花枝、蝦仁洗淨切小丁以熱開水燙過備用。

4. 洋蔥去外皮切小丁，加入絞肉略炒至肉熟，加入義式香草及迷迭香，加入青豆仁拌炒，加入蕃茄汁略為加熱。（可放入電鍋，外鍋加半杯水蒸煮）

5. 烤箱200度預熱5分鐘。

6. 以義大利麵盤盛飯，淋上醬汁、放上一湯匙花枝及蝦仁、舖上起司半片，烤箱烤10分鐘至起司變褐黃色，取出放上青花菜裝飾即可。

營養成分分析（每一人份）

蛋白質（公克）	脂肪（公克）	碳水化合物（公克）	熱量（大卡）
24	1	70	385

蘿宋湯
（4人份）

食　材：
高麗菜300克、紅蘿蔔50克
西洋芹200克、馬鈴薯200克
牛蕃茄200克、洋菇100克
洋蔥半顆、牛腱150克

調味料：
橄欖油10cc、鹽5克

作　法：
1.青菜洗淨，高麗菜切片；馬鈴薯、紅
　蘿蔔、洋蔥切小丁；牛蕃茄、西洋芹
　切大丁；洋菇切片；牛腱肉切小丁。

2.先炒過洋蔥、紅蘿蔔、洋菇，加入清
　湯，其他食材，以鹽調味，小火燉到
　牛肉軟爛即可。

營養成分分析（每一人份）

蛋白質（公克）	脂肪（公克）	碳水化合物（公克）	熱量（大卡）
10.5	3	20	149

茶凍
（4人份）

食　材：
吉利丁10克、茉莉花茶包2包、水500cc
果凍杯

作　法：
1.茉莉花茶包先泡開留茶去茶包。

2.加入吉利丁至溶化，倒入果凍杯，待涼即可。

營養成分分析（每一人份）（＋：微量）

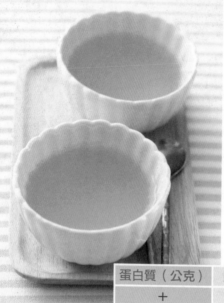

蛋白質（公克）	脂肪（公克）	碳水化合物（公克）	熱量（大卡）
＋	＋	＋	＋

3

寶刀未老

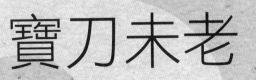

預防失智，憶不容遲
預防失智症飲食，刻不容緩

銀髮族的視力殺手——老年性黃斑部病變
護眼飲食知多少

退化性膝關節炎
預防膝退化性關節炎，
首先必須保持理想體重

邱銘章 醫師

預防失智，憶不容遲

　　由於全球人口快速老化，失智症人口快速增加。據估計全世界在2010年時有3560萬人患有失智症。而且這個數字每20年會增加一倍，到2050年時推估全球會有超過一億一千五百萬人患有失智症。臺灣在2011～2012年的調查顯示過去20年來臺灣的失智症人口數增加超過兩倍。失智症的盛行率隨著年齡增加，每增長5歲會增加一倍，未來因為臺灣人口快速老化，失智症的人數也會隨之快速增長，若不及早因應將會給社會、家庭及個人帶來龐大的衝擊。

　　失智症會造成患者記憶功能、執行功能、空間技巧、計算能力、語言等多層面的認知功能障礙。也會影響到社會、職業與日常生活功能，也可能發生迷路的情況。而且會引起個性改變或發生精神行為症狀，包括妄想、幻覺、躁動、日夜顛倒等等。精神行為症狀是造成家庭照顧者負擔的主要來源，所以失智症不但影響到個人的認知功能，更會造成個人與家人生活品質的下降，成為整個社會及醫療體系的沈重負擔，是當今所有老化社會必須快速提出因應對策的巨大挑戰。

　　會造成失智症的原因很多，其中最常見的就是神經退化的阿茲海默症。阿茲海默症在大腦的主要病理變化為類澱粉瘢塊與神經纖維糾纏。還

有神經突觸的損傷，神經細胞的凋亡，粒腺體功能的障礙。巨觀來看，大部分的患者從海馬迴的萎縮開始，接下才是前額葉、頂葉、顳葉等等大腦皮質和皮質下的萎縮。

失智症的危險因子除家族遺傳、年齡增長以外，最主要還有血管危險因子如：心血管疾病、腦血管疾病、三高（糖尿病、高血壓、高血脂）、體重過重或過輕、抽煙、頭部外傷、缺少活動等等。相反的保護因子包括運動習慣、社交互動與心智刺激的活動，簡單來說就是動腦、動身體、社會互動的三動，不但可以延後失智症發病的年齡也可以延緩病程的惡化。從流行病學的觀點來看，任何方法只要能把失智症的發病年齡往後延五年，全世界的失智症人口就可以減少一半。

此外，良好的飲食習慣也會對失智症具有保護作用。例如地中海式飲食習慣，地中海飲食的特色就是大量的生鮮蔬果、豆類、非精製穀類，使用橄欖油做為飲食中脂肪的主要來源，中等量的魚、堅果和奶類、少吃紅肉和甜食，以及適量飲用紅酒。地中海飲食的研究最早是在心血管疾病風險的降低與整體壽命的延長方面。後來發現其實在罹患癌症的風險上，甚至發生失智症、阿茲海默症的風險上也都有顯著的保護作用。曾經有研究探討地中海飲食習慣和失智症患者惡化速度的關係，發現地中海飲食方式的遵從性最高的那一組受試者比遵從性最低的那一組受試者阿茲海默症的失智症狀惡化的速度顯著較慢。另一個世代研究把觀察對象擴充到一般老年人，地中海式的飲食習慣，也可以顯著減緩認知功能的下降。

至於地中海式的飲食習慣在一般老年人或失智症患者可以減緩認知功能下降的機轉為何，目前並不完全清楚。但一般認為這一類飲食習慣有降低發炎指標進而改善血管內皮細胞的功能，所以有減少心血管疾病（包

括腦中風）的效果。另外在很多地中海式飲食習慣的成分中（如：新鮮蔬果、堅果、豆類）含有豐富的生育醇（維生素E）、Ω－3脂肪酸、硫胺（維生素B1）、葉黃素、其它類胡蘿蔔素、維生素K、葉酸、和其它多酚類，都是強力的抗氧化物，對於神經細胞有保護作用。另外這些食物在腸道中有利於腸道益生菌的滋長促進神經保護物質的維持。有些動物實驗的證據顯示這些食物甚至會影響到類澱粉蛋白或tau蛋白的代謝。

飲食習慣改變所帶來認知功能改善的效果出現得相當快速，在一個為期四個月的飲食介入的臨床試驗，就已經可以看到效果。總之要能預防失智症需要多方面的努力，包括運動（動身體）、心智刺激（動腦筋）、社交活動（人際互動），而良好飲食習慣的效果更是需要長期累積。為達到更好的效果，所有這些預防措施都應該儘早開始並持之以恆，「憶」不容遲。

孫萍 **營養師**

預防失智症飲食，憶不容緩

　　忙碌的生活中，您是否感到自己的記憶力愈來愈差？特別是隨著年齡的增加，「忘東忘西」竟不知不覺的出現！根據流行病學調查與研究顯示，隨著平均壽命的延長，「失智」已成為我們的新隱憂！

　　預防失智與您的生活型態息息相關，包含：飲食、營養、運動、智能活動及社會參與等因素。由最近幾年的研究，專家提出：腦部的健康與心臟的健康息息相關，對抗腦部的老化可由降低心臟病的危險因子著手，包括實行健康飲食、規律運動、維持理想的體重及良好的生活習慣，將血壓、膽固醇、血糖及體重維持於理想範圍內；再搭配地中海型的飲食型態，由自身做起實行健康的生活習慣，可使我們健康的老化，保持好記性，降低「失智症」的發生機率。

　　食物提供人體修補與保護的作用，良好的營養可減緩因年齡增加所造成的腦部退化，護腦的飲食秘訣，來自於新鮮天然與均衡健康的食物與良好的習慣：

1.適時適量：

不省略餐次，吃7~8分飽即停止，過量容易導致老化，定時定量有助

於維持血糖的恆定，持續提供腦部細胞所需要的養分。

2.多雜糧：

雜糧較精緻穀類含有較多的營養素，且富含纖維素可延緩醣類的吸收與增加攝食的飽足感，有助於血糖恆定與控制體重，每日主食至少要有1/3以上來自於全穀。

3.多蔬果：

每日5~7份以上的蔬果，蔬果含有豐富的抗氧化劑及維生素，可保持心血管及腦部的健康；除了吃各種不同的蔬果，記得搭配如彩虹般的顏色組合。可選擇綠葉蔬菜、十字花科蔬菜、莢豆類及各式莓類，莓類含豐富的花青素（anthocyanins），可減緩因年齡增加所造成的智力退化。

4.常吃魚：

吃魚可能與減少智力降低及阿滋海默症等失智症的發生有關，每週安排2~3次的攝食機會，一些魚類所富含的ω-3脂肪酸與降低發炎反應及心血管疾病有關，有助於保持敏捷的心智，預防腦部智能的衰退。

5.選擇維生素C及維生素E含量豐富的食物

維生素C及維生素E具有抗氧化的功能，調查發現飲食攝取豐富者，罹患阿滋海默症的機率較低。另一研究發現：飲食中維生素E攝取量高者，智力降低速度較攝取量低者慢。

6.減少飽和脂肪及反式脂肪酸的攝取

研究發現：飽和脂肪及反式脂肪酸增加罹患阿滋海默症的危險。在動

物實驗中，飽和脂肪促進腦部澱粉樣蛋白（amyloid）的形成，這種澱粉樣蛋白在阿滋海默症患者的腦部也會發現。飲食中，減少動物性肉類並選擇瘦肉，搭配健康的蔬菜或堅果種子烹調用油與堅果種子類的攝取。

7.不過量飲酒

大量的酒精會影響腦部神經傳導物質，且過量攝取者常伴隨營養不良與維生素缺乏的風險，若長期且過量的攝取酒精可能導致腦部細胞死亡，影響記憶與智能的表現。

參考資料

營養素／成份	含量豐富的食物
ω-3脂肪酸的魚類	鮭魚、鮪魚、沙丁魚、鯖魚、秋刀魚 鰻魚、紅鱒、竹筴魚
維生素E	小麥胚芽、全穀類、綠葉蔬菜、堅果種子類
維生素C	主要存在於蔬果中，如綠色蔬菜 枸櫞類水果〈橘子、柳丁、檸檬、柚子〉 芭樂、奇異果、木瓜、龍眼、釋迦
飽和脂肪酸	肥肉、肉類外皮、全脂奶、起司、奶油 豬油、牛油、烤酥油、椰子油、棕櫚油
反式脂肪酸	人造奶油、烤酥油 烘焙食品（餅乾、蛋糕、西點） 油炸食品（甜甜圈、炸薯條）

保持腦部年輕的生活習慣

1.規律的體能活動

運動促進血液循環，強化心臟功能，增加腦部血流並能影響神經傳導物質的釋放，達到健全大腦記憶的功能。最近發表的二篇研究顯示：老年人經常走路（每週2～3小時）也能使心智更健康，降低失智症的發生機會。

2.頭腦體操與參與社會活動

終身學習，安排不同與新的事物，如：閱讀、玩撲克牌、演奏樂器、猜字、猜謎……等休閒活動與互動，可以保持良好的智能，減少失智症的發生。

3.紓解壓力，放鬆睡好覺

適當的睡眠可以幫助記憶，免於記憶衰退。

老化不可避免，有些因素如：如：年齡、遺傳、基因，是自己無法改變的，但飲食、習慣與生活態度則操之在我。雖然記憶力減退是自然老化的一部分，但健康計畫的實行可以延緩與預防失智症的發生。想保有年輕敏捷的智能，飲食與生活的調整應愈早開始愈好。

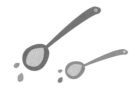

食譜示範

預防失智症飲食食譜

孫　萍　營養師
連俊翔　廚師

腦部的養分來自於新鮮健康的食物，良好的營養可減緩因年齡增加所造成的腦部退化。食譜設計採豐富的植物性食材，以蔬菜、水果及五穀雜糧等植物性食物為基礎，變化食材及顏色的組合，可提供大量的維生素、礦物質、纖維、抗氧化劑及植物性營養素。蛋白質的來源搭配富含ω−3脂肪酸的鮭魚及飽和脂肪含量較低的豆製品。運用天然的食材，如辛香料及蔬果來增添飲食的風味，攝取這些新鮮多變化的食材，有助於維持腦部細胞的健康。

薑黃全穀飯
（4人份）

食　材：
五穀米200克
紫山藥（丁）200克
番薯（丁）110克
薑黃粉1/2湯匙

作　法：
1.五穀米洗淨，浸泡，加入薑黃粉混合。

2.紫山藥與番薯洗淨去皮，切丁後加入米中。

3.放入電鍋煮熟即可。

烹調技巧叮嚀 →

◆可變化不同的全穀類食材，煮飯時可加入地瓜、山藥、芋頭、洋芋等根莖澱粉類食物，亦可加入菇類或蔬菜增添風味，變化不同的主食風味。

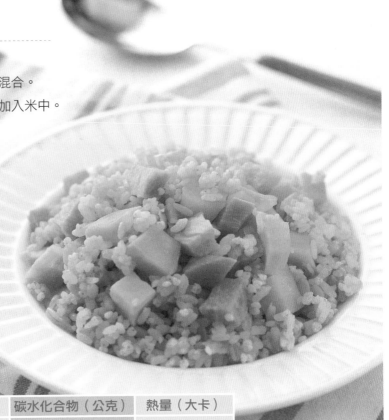

營養成分分析（每一人份）

蛋白質（公克）	脂肪（公克）	碳水化合物（公克）	熱量（大卡）
7	0	53	240

151

昆布蘿蔔燒鮭魚
（4人份）

食　材：
鮭魚240克、蘿蔔泥240克、昆布4小片
柴魚醬油1 湯匙、味霖1/2湯匙、薑汁適量、酒適量

作　法：
1.鮭魚先淋上薑汁與酒，靜置。
2.將昆布擦拭乾淨後，剪成約5cm*5cm大小共4片。
3.小鍋中入2碗水放入昆布，以小火煮約15-20分鐘後將昆布取出。
4.將蘿蔔泥、柴魚醬油及味霖倒入煮成醬汁，放入鮭魚燜煮。
5.取容器，放上鮭魚，淋上醬汁，最後將昆布裝飾於旁即成。

烹調技巧叮嚀 →

◆魚類及豆製品是取代高脂肪肉類的好食材。鮭魚富含ω3脂肪酸，也可以鯖魚、秋刀魚、沙丁魚、竹莢魚等替換。

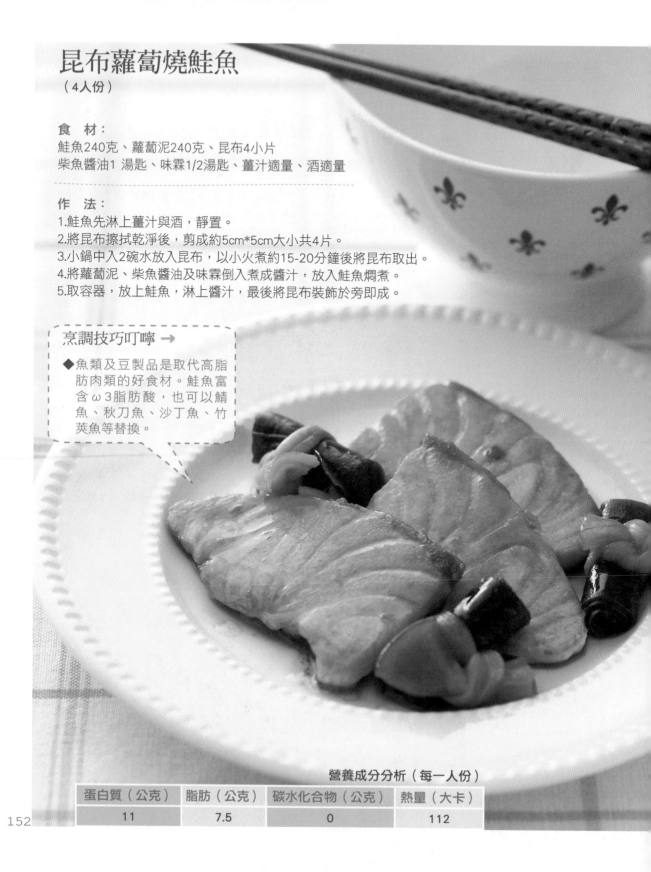

營養成分分析（每一人份）

蛋白質（公克）	脂肪（公克）	碳水化合物（公克）	熱量（大卡）
11	7.5	0	112

腐竹炒彩絲
（4人份）

食　材：
腐竹（乾）64克、四季豆120克
胡蘿蔔（絲）60克、黑木耳（絲）80克
金針菇60克、香菜末少許、
胡椒/鹽適量、橄欖油1/2湯匙

作　法：
1. 腐竹用冷水泡發，撈出瀝乾後切條狀
   備用。
2. 蔬菜材料洗淨，去除廢棄部分後切成
   約4-5公分絲狀。
3. 鍋中入油，放入材料拌炒，加入適量
   的水燜煮。
4. 起鍋前，加入調味料拌勻，撒上香菜
   末即可起鍋。

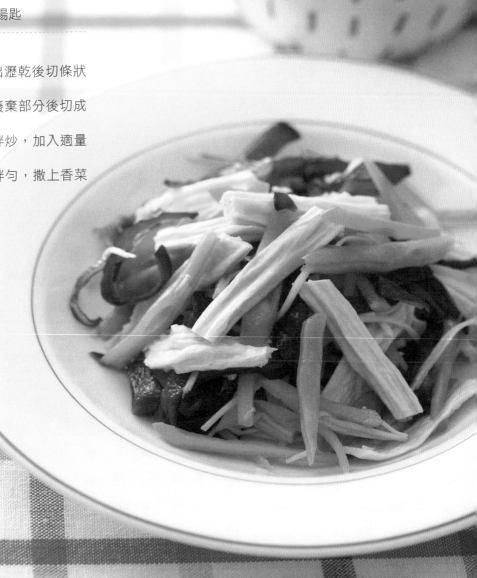

營養成分分析（每一人份）

蛋白質（公克）	脂肪（公克）	碳水化合物（公克）	熱量（大卡）
9	5	4	97

南瓜蔬菜湯（4人份）

食 材：
南瓜600克、綠花椰菜80克
白花椰菜40克、紅椒40克
堅果碎粒2湯匙、鹽1/2茶匙
黑胡椒粉適量

作 法：
1. 南瓜去皮去籽切塊狀，蒸熟後加入適量水（或高湯）以食物調理機打碎成泥作為湯底。
2. 花椰菜取花朵部位，切成小朵花狀，紅椒切成小丁備用。
3. 將南瓜湯倒入鍋中，加適量水以小火煮滾後，加入花椰菜及紅椒。
4. 起鍋前加鹽調味即成。
5. 食用前，撒上堅果粒與黑胡椒粉。

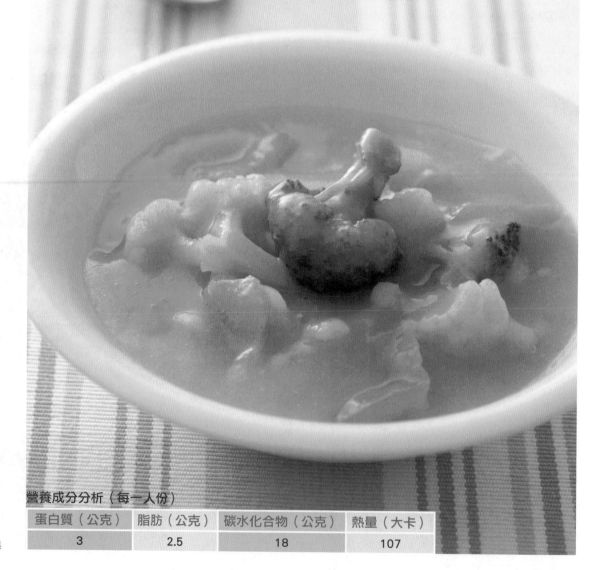

營養成分分析（每一人份）

蛋白質（公克）	脂肪（公克）	碳水化合物（公克）	熱量（大卡）
3	2.5	18	107

菇炒菠菜佐芝麻醬
（4人份）

食 材：
菠菜400克
雪白菇15克
芝麻醬1 1/3湯匙
醋1茶匙
味霖1茶匙
醬油1茶匙

作 法：
1.將菠菜洗淨後切段，雪白菇用手撥開。
2.鍋中入油，放入雪白菇與菠菜，拌炒後加少許水加蓋燜熟，取出排盤。
3.將芝麻醬、醋、味霖、醬油與少許水調勻，以小鍋加熱調成醬汁。
4.將芝麻醬淋於菠菜上即成。

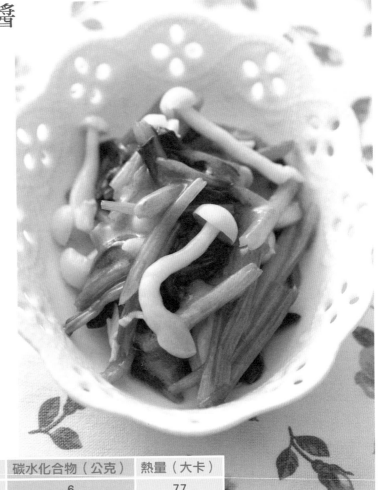

營養成分分析（每一人份）

蛋白質（公克）	脂肪（公克）	碳水化合物（公克）	熱量（大卡）
2	5	6	77

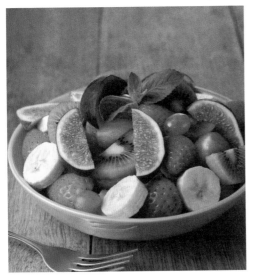

水果
含有豐富的抗氧化劑、維生素及礦物質，可保持心血管及腦部的健康；飯後或點心時間可搭配各種不同與各式顏色的水果，每天安排二次，每次一份。

楊長豪 醫師

銀髮族的視力殺手
老年性黃斑部病變

老年性黃斑部病變對於大多數的民眾而言，可能是個陌生的名詞，卻是造成中老年人視力喪失的重要病因。以往大家對於造成中老年人視力障礙的原因，例如白內障、青光眼、糖尿病視網膜病變等較為熟悉，對於老年性黃斑部病變的認知卻較為缺乏，常常誤以為視野模糊、扭曲，只是年紀增長的自然老化現象，或誤以為是白內障、青光眼而加以忽略，第一時間沒找對視網膜專科醫師就診，及時接受適當的治療，直到病情嚴重才就醫，而延誤了黃金治療期。隨著臺灣逐漸進入老年化社會，老年人占總人口的比例逐年增加，老年性黃斑部病變發生的比例也勢必逐漸增加，所以應該加強對老年性黃斑部病變的認識，以期早期診斷，早期治療。

黃斑部是視網膜的一個重要部位，因含有葉黃素及玉米黃素等黃色色素而得名。黃斑部是人眼視力最敏銳的部分，光線經由角膜及水晶體的聚焦作用，就是投射在黃斑部上而呈像。所以，黃斑部一旦受損一定會對視力造成極大的影響。黃斑部病變的初始症狀是看物體看不清楚，看東西會變形，線條扭曲，更嚴重者就是產生中心視野的缺損。初期的黃斑部病變發生的機會約佔65歲以上人口的8-10%，而症狀嚴重影響到視力的比例約

占2%，以臺灣2千3百萬人口中，就有約5萬人有黃斑部病變的問題。老年性黃斑部病變可在家自我檢測，如透過10公分乘10公分白底黑線的阿姆斯勒方格表，或家中浴室的磁磚，距離約30公分，睜一隻眼，閉一隻眼，凝視時若線條呈現模糊、扭曲、變形，甚至中央有黑影與部分出現空缺等症狀；或在日常生活中，發現遮住單眼看電視、人臉或樓梯，出現扭曲、變形的現象，及視野中心出現躲不開的黑影，這些都是老年性黃斑部病變的徵兆，應及早向視網膜專科醫師尋求專業諮詢。視網膜專科醫師透過視力檢查、螢光眼底血管攝影、眼部光學電腦斷層掃描，就可判定是否為黃斑部病變。

　　造成老年性黃斑部病變的原因不明，高齡是原因之一，隨年紀的增加得病的機率也增加。遺傳及環境的因素都可能扮演重要的角色，研究顯示基因中補體因子H如果產生變異則得病的機會增加。環境因素包括抽菸、高脂肪高熱量食物、合併心血管疾病等，都可能加重老年性黃斑部病變得病的機會，所以改善生活習慣、不要抽菸、攝食低油脂低膽固醇的食物及具有抗氧化功能的蔬菜水果，將有助於預防老年性黃斑部病變。

　　老年性黃斑部病變的臨床表現分為兩種：一為萎縮型（乾式），另一為滲漏型（濕式）。乾式病程進展緩慢，對視力的影響較小。濕式則為脈絡膜長出新生血管，造成黃斑部的滲漏及出血，影響視力較大。黃斑部病變的治療目前以抗新生血管療法為主，研究發現新生血管是由血管內皮細胞生長因子（VEGF）所誘發，所以目前是以玻璃體內注射抗VEGF藥劑為主。臨床上可使用樂舒晴（Lucentis）及采視明（Eylea）治療，需向健保署事先申請，經核准後兩年內可給付七次的注射費用。另一種抗VEGF藥劑則為癌思停（Avastin），但癌思停原本用於治療轉移性大腸癌，用於

眼科是屬於適應症外使用，所以使用前醫生必須向病人解釋清楚。眼球內注射亦存有潛在的風險，包括細菌感染、視網膜剝離等，必須加以注意。老年性黃斑部病變為慢性疾病，治療需持續追蹤，積極治療，最好有長期抗戰三到五年的心理準備。病患勿自己當醫生，自行判斷病情，不回診接受追蹤與治療，而拖延了治療期。應該定期回診檢查，透過視網膜專科醫師專業的檢查與判斷，持續追蹤治療，掌握病情，讓靈魂之窗遠離失明危機。

至於如何預防老年性黃斑部病變，可從日常生活中著手。出門時配戴太陽眼鏡以避免日光的曝曬，尤其是應避免藍光的照射。避免長時間使用3C產品。不要抽菸、攝取具有抗氧化功能的維生素等。根據美國國家衛生院的研究發現攝食維生素C、E、微量金屬鋅、銅及類胡蘿蔔素等，可以有效預防老年性黃斑部病變的惡化。因為在黃斑部的細胞中，含有大量的葉黃素及玉米黃素，對眼睛具有保護功能。所以在較新的研究更指出食物中攝食葉黃素、玉米黃素及多元不飽和脂肪酸如DHA、EPA，飲食中多食用花椰菜、南瓜及菠菜等亦有效。

總而言之，老年性黃斑部病變是銀髮族的視力殺手，中老年人不要以為上了年紀視力模糊是很自然的事，對於視力模糊應盡早就醫，正確診斷及時治療。同時養成良好的生活習慣，不抽菸少吃高油飲食，攝取充足的維生素可以預防老年性黃斑部病變的威脅。

唐怡伶　**營養師**

護眼飲食知多少

　　研究指出維持健康的飲食確實可降低黃斑部病變的發生，其中維生素C、E、鋅、β-胡蘿蔔素、葉黃素和玉米黃素，已證實可預防黃斑部病變的發生。

維生素C

　　維生素C是水溶性維生素，是重要的視網膜抗氧化物，具有保護眼睛的功能，降低得到黃斑部病變的機會。一般成人每日維生素C之建議攝取量100毫克；若為黃斑部病變者則建議攝取量500毫克。維生素C的缺乏常導因於飲食中長期缺乏生鮮蔬果，致使維生素C攝取不足，目前建議一般成年人每日至少攝取1.5碗的煮熟青菜，加上2個拳頭大小的水果，以預防維生素C缺乏。富含維生素C食物如下表所列。

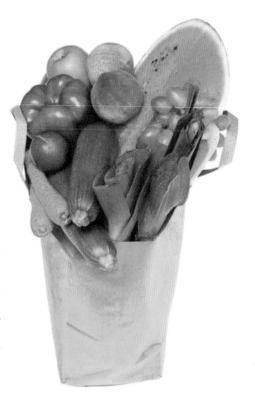

表一 · 食物中維生素C含量

食物類別	食物名稱	100公克食物維生素C含量（毫克）	每一份食用量	每一份維生素C含量（毫克）
蔬菜類	綠豆芽	184	½碗	184
	甜椒	94	½碗	94
	油菜花	93	½碗	93
水 果	芭樂	80.6	1個（155g）	125
	聖女番茄	67	4/5碗（175g）	117
	草莓	66	16顆（160g）	106
	奇異果	87	1.5顆（115g）	100
	香吉士	92	1個（105g）	97
	木瓜	74	4/5碗（120g）	89
	白柚	52	2片（165g）	85

維生素E

維生素E爲脂溶性維生素，具有清除自由基能力。從眼睛構造發現，維生素E主要聚集在視網膜色素上皮細胞層及感光細胞，是維持視網膜功能的重要營養素之一，多存在植物性食品中如小麥胚芽、植物油等，而植物油是維生素E的主要來源。一般成人每日維生素E之建議攝取量12毫克；若爲黃斑部病變者則建議攝取量268.5毫克。

表二 食物中維生素E含量

食物類別	食物名稱	100公克食物維生素E含量（毫克）	每一份食用量	每一份維生素E含量（毫克）
主食	菱角	1.7	1/2碗	0.9
油脂	葵瓜子	25.7	30粒（8g）	2.1
	芝麻醬	25	2茶匙	2.5
	花生醬	13.6	2茶匙	1.2
	植物油	3.2-36	1茶匙	0.16-1.8
肉魚豆蛋	烏魚	2.2	1兩	0.8
	嫩豆腐	0.4	½盒	0.6
	百頁豆腐	1.4	1/6塊	0.5
	黃豆	2.3	2湯匙	0.5
	豆腐皮	1.5	9/10片（30g）	0.5

鋅

　　研究指出鋅具有延緩黃斑部病變惡化的功能，食物中的鋅通常與蛋白質結合，因此富含蛋白質的食物也富含鋅，如：生蠔、牡蠣、肝臟等。一般成人每日鋅之建議攝取量男性15毫克，女性12毫克，若為黃斑部病變者則目前建議氧化鋅攝取量25毫克。由於鋅的吸收受飲食成分與消化道pH值的影響，素食鋅吸收率比葷食為低，主要因植物性食物含大量草酸、植酸、膳食纖維等會抑制鋅的吸收，因此飲食若含植酸等成分過量會造成鋅的缺乏，若吃素者必須留意。富含鋅食物如下表所列。

表三 食物中鋅含量

食物類別	食物名稱	100公克食物鋅含量（毫克）	每一份食用量	鋅含量（毫克）
主食	小麥胚芽	14.9	3湯匙	2.9
	芋頭	2.2	1/2碗	1.2
肉魚豆蛋	生蠔	15.5	65公克	10.1
	牡蠣	7.1	3湯匙（65g）	4.6
	牛肉	6.2-8.5	1兩	2.2-2.9
	山羊肉	7.7	1兩	2.7
	豬肝	5.4	1兩	1.6
	豬肉	1.9-4.3	1兩	0.7-1.5
蔬菜	香菇	2.2	1/2碗	1.1
	茼蒿	2.2	1/2碗	1.1

β-胡蘿蔔素

　　β-胡蘿蔔素維持正常視覺感光，而葉黃素和玉米黃素是屬於類胡蘿蔔素家族，在眼睛視網膜中的黃斑部濃度較高，具有保護視網膜的功能，主要藉由吸收對視網膜有害的藍光，也具有抗氧化力，減少光線對細胞傷害，並降低得到黃斑部病變的機會。食物中的橘黃色和各種深綠色的蔬菜都含有大量的葉黃素和玉米黃素，這類食物需經適度烹調以增加利用率，如：胡蘿蔔、川七等。

表四 食物中葉黃素和玉米黃素含量表

食物	份量	毫克
芥藍（煮熟）	1碗	23.8

菠菜（煮熟）	1碗	20.4
玉米（煮熟）	1碗	2.2
豌豆（罐頭）	1碗	2.2
綠花椰菜（煮熟）	1碗	1.6
蘿蔓（生）	1碗	1.3

ω-3多元不飽和脂肪酸

　　ω-3多元不飽和脂肪酸（ω-3 PUFA）包含DHA與EPA，研究顯示其可預防氧化、發炎與年齡老化導致的視網膜傷害，降低罹患黃斑部病變的機會。由於深海魚中所含油脂較淡水魚、淺水魚高，故其EPA與DHA含量也會較高，一般成人建議每週至少攝取2次的深海魚類，每週攝取量約為145公克，深海魚類包括秋刀魚、鮭魚、鯖魚等，而黃斑部病變者則每日建議量：DHA（350毫克）+EPA（650毫克）= 1公克。建議攝取來源以天然食物為主。

表五 食物中DHA與EPA含量

食物名稱	食用量（生重，35公克）		
	含DHA量（公克）	含EPA量（公克）	總量公克（DHA+EPA）
鯖魚	1.57	0.99	2.56
秋刀魚	1.02	0.58	1.6
石斑魚	0.68	0.27	0.95
鮭魚	0.49	0.29	0.78
馬加	0.45	0.09	0.54
鰹魚	0.42	0.11	0.53
浦燒鰻	0.31	0.17	0.48

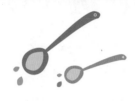

預防黃斑部病變之飲食食譜

唐怡伶　營養師
連俊翔　廚師

以下套餐設計原則，依據60公斤成人，每日1800大卡，三大營養素比例分別為：蛋白質15%，醣類55%，脂肪30%。

甜椒炒雞片
（4人份）

食　材：
黃椒80公克、紅椒80公克
豌豆莢40公克、雞胸肉80公克

調味料：
鹽適量、植物油2茶匙

作　法：
1. 黃椒、紅椒切成片狀，豌豆莢去頭尾蒂頭並切對半，雞胸肉切成片狀。
2. 將所有材料入油鍋炒熟，加入鹽調味拌勻即可。

烹調技巧叮嚀 →

◆ 甜椒富含維生素C，屬於水溶性維生素，易溶於水，且容易受高溫破壞，建議烹調時間不宜過久並且儘快食用。

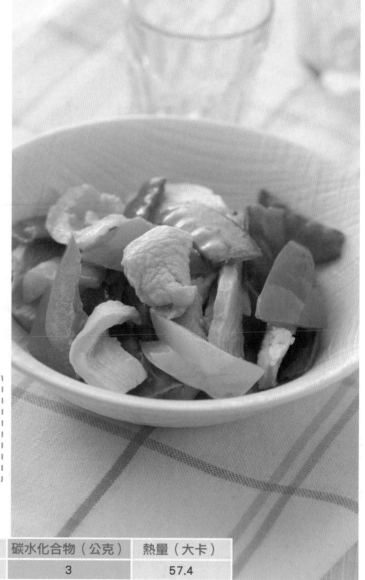

營養成分分析（每一人份）

蛋白質（公克）	脂肪（公克）	碳水化合物（公克）	熱量（大卡）
5	2.6	3	57.4

嫩豆腐鑲肉

（4人份）

食　材：
雞蛋豆腐1盒、豬絞肉80公克
鮭魚肉80公克（絞碎的）、荸薺20公克
胡蘿蔔20公克、西洋芹20公克

- -

調味料：
糖20公克、油膏2茶匙
胡椒粉1/2茶匙、鹽1茶匙
太白粉20公克

- -

作　法：
1. 將盒裝雞蛋豆腐切成四等份，稍微把邊修掉，以小湯匙在豆腐中間轉圈挖洞。

2. 分別將胡蘿蔔切碎、西洋芹切末，荸薺以刀面拍碎再切碎擰乾水分。

3. 將切碎的荸薺、胡蘿蔔末、西洋芹末放入碗裡，加入鮭魚肉與絞肉及調味料，用手抓拌均勻，摔打至餡料成黏稠狀。

4. 手將餡料捏成丸子，填在豆腐的洞上，再將其放在盤子上。

5. 將雞蛋豆腐鑲肉放入電鍋蒸，蒸約10-12分鐘。

6 蒸好後取出，將蒸好的豆腐之湯汁倒入鍋內，加醬油膏、少許太白粉略煮，將勾芡的湯汁倒在雞蛋豆腐鑲肉上即可。

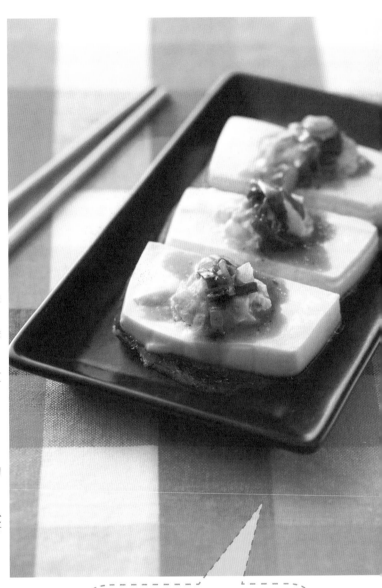

❧ 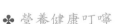 營養健康叮嚀

鮭魚為富含 ω-3多元不飽和脂肪酸的深海魚，ω-3多元不飽和脂肪酸在眼睛視細胞感光部份濃度高，研究顯示可預防年齡老化導致的視網膜傷害。若想要攝取較多的 ω-3多元不飽和脂肪酸，建議內餡可全部使用鮭魚，不加豬絞肉，這樣可攝取到約一兩的深海魚肉。

烹調技巧叮嚀 →

◆因嫩豆腐處裡時容易破，可先將一盒嫩豆腐以刀子縱切成4等份，再將嫩豆腐從盒子倒扣出來，取一塊嫩豆腐平放，用金屬湯匙於嫩豆腐中心進去轉一圈即可。

營養成分分析（每一人份）

蛋白質（公克）	脂肪（公克）	碳水化合物（公克）	熱量（大卡）
13	9	4	149

什錦花椰菜
（4人份）

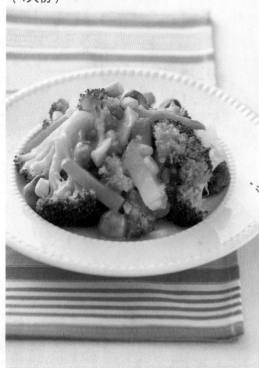

食　材：
綠花椰菜160公克、草菇20公克
枸杞12公克、馬鈴薯40公克、玉米粒132公克

調味料：
鹽適量、植物油2茶匙

作　法：
1. 綠花椰菜切成小枝，馬鈴薯切塊狀，枸杞用溫水泡軟
2. 將所有材料入油鍋炒熟，加入鹽調味，放入枸杞拌勻即可。

烹調技巧叮嚀 →

◆ 綠花椰菜富含葉黃素與玉米黃素，屬於類胡蘿蔔素家族，是脂溶性，與油一起炒可提高類胡蘿蔔素的吸收率。

營養成分分析（每一人份）

蛋白質（公克）	脂肪（公克）	碳水化合物（公克）	熱量（大卡）
2.9	2.9	10.3	75.5

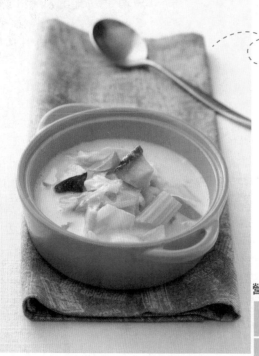

豆漿蔬菜湯（4人份）

食　材：
豆漿480公克、高麗菜40公克、西芹40公克
杏鮑菇40公克、胡蘿蔔40公克

作　法：
高麗菜洗淨切段，西芹切成段狀，胡蘿蔔、杏鮑菇切成片狀，鍋入水煮熟，再加入豆漿、鹽煮滾即可。

營養成分分析（每一人份）

蛋白質（公克）	脂肪（公克）	碳水化合物（公克）	熱量（大卡）
3.9	1.9	2.2	36.8

胚芽地瓜捲

（4人份）

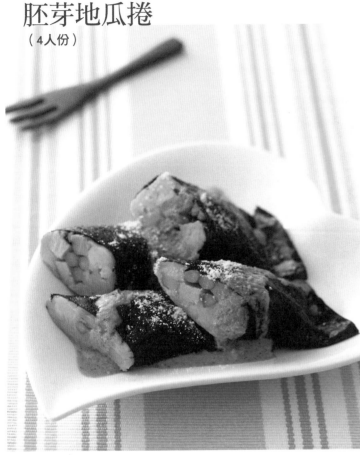

食　材：
去皮地瓜800公克、蘆筍80公克
海苔片四張、素火腿 40公克
小麥胚芽粉2湯匙

調味料：
九層塔、松子（炒過的） 10公克
少許橄欖油

作　法：

1. 地瓜蒸熟後壓成泥狀，蘆筍切成段，素火腿切成條狀。

2. 竹捲片依序鋪上海苔片、地瓜泥、蘆筍後，捲成長條狀，再切成短段。

3. 醬汁作法九層塔汆燙後，加入松子、少許橄欖油，放入食物調理機攪打成泥狀，再加入少許鹽調味。

4. 地瓜捲上淋上醬汁、小麥胚芽粉。

❧ 營養健康叮嚀

地瓜含有豐富的醣類、膳食纖維、類胡蘿蔔素，可代替米飯食用。類胡蘿蔔素多存在深黃與深綠色青菜水果中，具有保護視網膜的功能。另外由於地瓜較容易脹氣，若腸胃道功能較差且易脹氣者，可以南瓜、芋頭代替。松子可用核桃、腰果、亞麻仁籽等其它堅果類代替，其除了富含維生素E，亦富含 ω-3多元不飽和脂肪酸，建議每日可攝取約一湯匙的量。

營養成分分析（每一人份）

蛋白質（公克）	脂肪（公克）	碳水化合物（公克）	熱量（大卡）
7.5	10.7	63.6	375.3

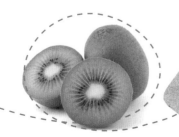

水果：

奇異果

1顆（125公克）

水果一般以一個拳頭為一份量，若是用刀子切塊食用，以碗盛裝約8分滿為一份的量。建議一次攝取量為一份，一天攝取2-3次。

林昀毅 醫師、王亭貴 醫師

退化性膝關節炎

引言

　　退化性膝關節炎是中老年人常見的退化性關節病變，也是老年人失能的主因之一。年齡越大，罹患退化性關節炎的機率越高。根據統計，美國65歲以上的老年人約有三分之一有退化性關節炎；而有退化性膝關節炎的病患，高達八成的患者有活動上的限制，四分之一的患者無法執行主要日常生活活動，甚至一成患者在個人生活照顧上需要他人協助；到了85歲，每兩人中就有一人會得到。臺灣近年來人口高齡化快速，預估到了2018年，65歲以上的老年人口比例將超過14%，達到國際上所謂的「高齡社會」。在這個高齡人口越來越多的社會，罹患退化性膝關節炎的患者自然也日漸增多。此外，體重過重的肥胖者、女性、先前膝部有受傷或手術等族群也都較容易罹患。本篇文章將為您介紹退化性膝關節炎的成因、症狀、如何發現、治療方法，以及教您如何預防保養。

成因

　　隨著年紀增大，日積月累的反覆使用造成大、小腿骨、髕骨之間關節面的軟骨磨損。這些關節軟骨是關節活動和承重時，堅硬的骨頭和骨頭中

間的緩衝。當這些軟骨逐漸被磨損，下方的硬骨會逐漸裸露出來，裸露的硬骨和硬骨直接磨擦的結果，造成軟骨下硬骨的病變和骨刺增生、骨頭變形，以及關節內滑膜的發炎和積水，引發各種症狀。

症狀

　　主要的症狀是單側或雙側的膝關節疼痛、僵硬、腫脹、嚴重者甚至可能變形。疼痛通常和膝蓋的承重活動有關，例如長距離走路、上下樓梯、爬山、跑、跳、跪及從坐姿站起等動作，休息後疼痛會改善。關節僵硬通常在起床時或一段時間不活動後較明顯，但通常不會超過半個鐘頭。有時病患會感到膝蓋無力或「軟腳」，代表內部半月軟骨或十字韌帶可能有破損，或是支持關節的肌肉無力。關節腫脹在急性發炎或關節內積水時較嚴重。另外也可能會在關節活動時有「喀啦」的摩擦聲、關節活動度受限、骨頭變形突起等，長期嚴重者甚至會有「O型腿」的內翻變形或「X型腿」的外翻變形，影響外觀和步態。

如何發現

　　若您有以上的症狀，建議至復健科或骨科醫師處就診。醫師會為您詢問病史及進行膝部理學檢查。若懷疑退化性膝關節炎，醫師將為您安排膝關節X光檢查，並依據X光結果判斷有無退化，以及其嚴重程度，並根據嚴重程度建議您適合的治療。另外也可以安排膝關節超音波檢查，可確定有無關節內積水發炎，並可檢查膝關節周邊的韌帶、肌腱、軟骨、滑液囊

等有無合併的問題，甚至直接於超音波影像導引下進行精準的注射治療或抽出積水。

治療

　　傳統的第一線治療包括服用止痛藥、口服或局部塗抹非類固醇類消炎藥、物理治療如熱療、電療等，可暫時緩解疼痛等症狀。物理治療亦強調運動治療，主要著重在強化大腿前方負責伸直膝蓋的股四頭肌肌力，以及有氧運動。也可在溫水池中進行水中運動，可利用水的浮力減輕膝關節的重量負擔。關節在急性發炎腫脹時，可用冰敷、吃消炎藥、或進行關節腔內類固醇注射以消炎消腫，通常效果極佳。慢性疼痛時，補充葡萄糖胺及軟骨素等軟骨營養成分可能對部分較輕微的患者有幫助，但未必人人有效，一般建議若服用三到六個月仍無效時就不需要再吃。關節腔內注射玻尿酸，在輕到中度病患可能有潤滑關節及止痛效果，目前健保有給付，但規定需在同一醫療院所以藥物或復健治療半年以上仍無改善才可給付，每半年可打一次，否則需自費注射。近年來很熱門的再生療法──關節內PRP自體血小板濃厚血漿注射，在較年輕、較活躍的輕度患者效果可較玻尿酸更好，效果約可持續6到9個月，但缺點是需自費且價格昂貴。

　　若藥物、復健及注射等保守治療無效，就要考慮骨科手術治療。手術治療方法主要有關節鏡手術、骨切開術，及關節置換術（換人工關節）等。

預防
保養

　　退化性膝關節炎是種退化爲主的問題，隨著年紀增大以及使用增加，常會越來越嚴重。若有肥胖問題，建議減重；老年人肌力變差，可以使用柺杖等行動輔具以減輕膝關節負重，減緩退化。已有退化的人，就應該避免跑、跳、上下樓梯、跪等動作及激烈運動。散步、快走、騎腳踏車、踩滑步機等都是膝關節負擔較輕的運動。尤其是游泳，膝關節幾乎不用負重，又可訓練肌力和心肺能力，是絕佳的運動選擇。此外護膝、特殊鞋墊等亦可考慮使用。妥善使用並好好保養關節，是預防退化性關節炎的唯一方法，也可以盡可能減緩疾病的進程，避免惡化到非開刀不可的地步。

陳燕慈 營養師

預防膝退化性關節炎，
首先必須保持理想體重

　　膝關節的保健之道，首先必須控制體重，以減輕關節負擔。其次應加強關節周圍肌肉力量，以發揮鞏固關節效果，通常可選擇游泳、慢速行走等。至於會增加關節負擔的動作或活動，如：蹲踞、爬樓梯、提重物、走遠路等，則應盡量避免。

　　據研究顯示，肥胖增加退化性膝關節炎的疾病發生率，而體重減輕後，可降低疾病發生率和改善關節疼痛症狀。根據2013年研究報告，454位平均55歲體重過重或肥胖，患有輕到中度膝關節退化疼痛者，隨機分三組進行減重。一組結合低熱量飲食和運動治療，其他2組，則採取低熱量飲食或運動治療。18個月後，平均減輕體重（相較於原體重的%），結合飲食和運動治療組減10.6公斤（11.4%），飲食組減8.9公斤（9.5%），運動組減1.8公斤（2%）。再度證實，減重須結合飲食和運動治療，可更有效改善關節退化的疼痛和運動能力。

補充特定的營養素，可有效改善退化性膝關節炎？

在治療退化性膝關節炎的臨床研究中，曾分別或合併補充抗氧化劑（維生素C、E）、酵素水解膠原蛋白、鳳梨酵素、薑黃素、薑汁、葡萄糖胺和軟骨素等，多數研究結果顯示，無法達到有效緩解疼痛或是減緩關節腔變窄。但仍有研究認為可藉由補充營養，達到促進關節軟骨的修補，增加滑液的黏多醣體成分，減緩關節損傷和疼痛。下列分別討論之：

維生素C

維生素C能促進膠原蛋白的合成，具抗氧化，可提高軟骨細胞的修補力，降低關節炎的疾病進程。有文獻指出平均每天攝取超過152毫克維生素C（相當於3顆柳丁或200公克芭樂），疾病進程危害可降3倍。

維生素E

有研究指出維生素E，可減輕退化性膝關節炎疾病進程的危害。但2001年的研究指出，每天補充500 IU（國際單位）維生素E，6個月後，結果無法有效緩解疼痛或是減緩關節腔變窄。

膠原蛋白

膠原蛋白有獨特的三股螺旋結構（像繩索），是組織細胞外間質之主要結構性蛋白質。有文獻指出酵素水解的膠原蛋白，可緩減膝或臀部退化性關節炎之患者的嚴重疼痛。但另一篇結合多個國家之研究，卻指出對患者並無助益。關節軟骨主要是第二型膠原蛋白，可由雞胸軟骨和鯊魚軟

骨，利用酵素水解（胃蛋白酶、木瓜或鳳梨蛋白酶）萃取為小分子胜肽鏈或胺基酸。平日所吃的豬皮、魚皮和軟骨等含膠原蛋白的食物，烹調加熱後，不易維持三股螺旋結構和生理活性，會變成明膠。市售膠原蛋白會因製備方法和是否保有三股螺旋結構和生理活性，以及分子量大小，而影響吸收和功效。

鳳梨酵素

一群「分解酵素」的統稱，包括幾丁質酶與蛋白酶等。鳳梨莖部的酵素含量濃度遠多於果實，市售鳳梨酵素乃由莖部所提煉。幾丁質酶可水解幾丁質，產生低分子量的幾丁寡醣（由2～10個的葡萄糖胺所組成）。鳳梨酵素的蛋白水解作用，能影響淋巴細胞的活性，具抗發炎、消腫作用，對關節炎具有治療效果。有9個膝退化性關節炎研究，患者每天吃160～1000毫克，結果有改善效果。

薑黃素

薑黃素來自於薑黃根莖，屬咖哩原料之一，屬多酚類化合物，具特殊藥理結構，有抗氧化與抗發炎等作用，對人體毒性低，且副作用小。有文獻指出膝退化性關節炎患者每天服用2克薑黃粉，一週後可改善關節疼痛和功能。

薑汁

薑所富含的辛香成分「薑醇」，可抑制環氧合酶和脂氧化酶的合成，具抗氧化和抗發炎。薑醇含量以乾薑最高、生薑次之、嫩薑最低。據研

究，薑清除自由基之能力，不論是高溫水煮或是打成薑汁，皆無顯著差異。有文獻指出每天攝取2次255毫克的薑汁，可降低膝關節疼痛。

葡萄糖胺

以蝦蟹殼或烏賊軟骨為原料，利用酸和鹼液的作用，去除蛋白質和礦物質，製備幾丁聚醣（葡萄糖胺聚合物）。臨床有些研究認為葡萄糖胺硫酸鹽每日服用1500毫克，可緩解關節疼痛或是改善在影像學關節腔狹窄程度。有研究指出葡萄糖胺可減少軟骨基質的分解，亦提供原料，合成軟骨素，同時也可調控發炎性細胞激素，減緩關節炎。但近年大型臨床實證醫學研究，認為並無明確證據顯示有療效。

軟骨素

雞胸軟骨是天然軟骨素來源，可作為補充構成骨關節結構的物質，研究發現可有效降低發炎性細胞激素和一氧化氮的產生，進而維持軟骨之生理活性及降低軟骨基質磨損，延緩關節炎病程。有文獻指出每日服用軟骨素800或1200毫克，可緩解關節疼痛或是改善影像學關節腔狹窄程度。

營養保健之道

每天攝取健康天然營養均衡飲食，加強抗氧化和特殊營養素，並搭配適度運動和強化大腿股四頭肌的肌力訓練等整體性保養方式。治療膝退化性關節炎，應依據患者疼痛程度、活動量、職業勞動度，以及期望處理的方式和程度等來處理。2008年美國骨科醫學會提出不建議民眾服用葡萄糖

胺和軟骨素來治療膝關節炎，2014年美國家庭醫師學會也再次提出同樣的看法。民眾若想服用特殊保建產品，應先與醫師和營養師諮詢討論，尋求幫助，提高效益。

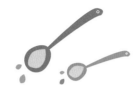

食譜示範

退化性膝關節炎保養食譜
陳燕慈 營養師／**連俊翔** 廚師

櫻花紅豆薏仁飯
（4人份）

食材：
紅豆20公克、大薏仁20公克、蕎麥20公克
燕麥20公克、胚芽米40公克
烤過的南瓜子8公克、烤過的櫻花蝦8公克

作法：
1.將紅豆、大薏仁、蕎麥、燕麥、胚芽米以水洗淨、浸泡2～4小時。
2.加入等量的水放入電鍋烹煮。
3.灑上烤過的南瓜子和櫻花蝦即可。

✿ 營養健康叮嚀

以全穀類為主的米飯，可獲取豐富維生素B群、微量礦物元素硒和纖維質。B群可提振精神體力，硒和維生素具抗氧化力可抑制關節軟骨細胞凋亡，保護軟骨。而纖維質可增加飽足感，有利於減重，改善關節功能。櫻花蝦富含幾丁質（又稱為甲殼素），是天然葡萄糖胺的來源，切記一定要細嚼慢嚥，使與消化液充分混合，並搭配植物性酵素（鳳梨幾丁質酶），更能促進消化吸收。

> **烹調技巧叮嚀 →**
> ◆可依個人喜好變化全穀類的食材，紅豆可換成綠豆，另外櫻花蝦也可用價格較實惠的蝦皮替代。飯上可再灑上富含硒離子的酵母粉。

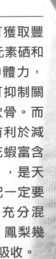

營養成分分析（每一人份）

蛋白質（公克）	脂肪（公克）	碳水化合物（公克）	熱量（大卡）
6	2	21	126

百香鯖魚（4人份）

食　材：
鯖魚140公克、去皮山藥100克、百香果1顆

調味料：
米酒2湯匙、薑片4片、鹽1茶匙

作　法：
1. 鯖魚用薑、酒和水，醃60分鐘，去腥。
2. 魚抹鹽切段，入200℃烤箱，烤約5分鐘取出。
3. 將洗淨去皮山藥，切薄片，墊在烤好的鯖魚上，淋上百香果粒和汁。

❧ 營養健康叮嚀

鯖魚、鮭魚和秋刀魚等深海魚富含omega-3不飽和脂肪酸，具降低環氧合酶活性，可抗發炎。不吃魚的素食者，可食用亞麻籽仁油來獲取omega-3不飽和脂肪酸。

營養成分分析（每一人份）

蛋白質（公克）	脂肪（公克）	碳水化合物（公克）	熱量（大卡）
8	11	5	155

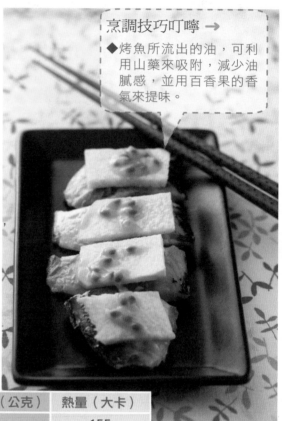

烹調技巧叮嚀 →
◆ 烤魚所流出的油，可利用山藥來吸附，減少油膩感，並用百香果的香氣來提味。

鳳梨魚皮（4人份）

食　材：
鯛魚皮60公克、去皮鳳梨65公克
木耳100公克、紅椒半個

調味料：
嫩薑絲1湯匙、生薑汁1湯匙
蘋果醋1湯匙、酒1茶匙
檸檬汁1茶匙

烹調技巧叮嚀 →
◆ 汆燙魚皮後，要儘速用冰水冰鎮，以維持其Q度。另外也可用豬皮切薄片入菜。

作　法：
1. 鯛魚皮洗淨入鍋汆燙，撈出泡冰水，生薑切絲打成汁。
2. 黑木耳、紅椒洗淨切片汆燙，鳳梨切片。
3. 全部材料加調味料拌勻即可。

❧ 營養健康叮嚀

薑具有抗氧化和抗發炎能力，可降低膝關節疼痛。鳳梨中的酵素可水解膠原蛋白，增加魚皮的吸收利用率。

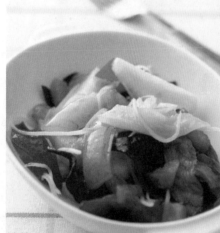

營養成分分析（每一人份）

蛋白質（公克）	脂肪（公克）	碳水化合物（公克）	熱量（大卡）
3	0	6	32

咖哩什錦燒
（4人份）

食　材：
雞胸肉60公克、雞胸軟骨1個、雞爪2支
無糖豆漿200毫升、地瓜（去皮）30公克
洋蔥100公克、蘋果1顆（小）
青花菜200公克、白芝麻1茶匙

調味料：
橄欖油1茶匙、鹽2克、咖哩粉1湯匙
芝麻醬1茶匙、醬油1湯匙

作　法：

1. 所有食材洗淨後，雞胸剝去軟骨，肉與軟骨切小塊，雞爪切對半，地瓜、洋蔥和蘋果切塊，青花菜去蒂切段備用。

2. 所有食材汆燙後備用。

3. 鍋內放入油，先將咖哩粉和洋蔥炒香，放入1碗水和芝麻醬，先將雞軟骨、雞爪和地瓜入鍋，再放入蒸熟的雞肉塊、豆漿和蘋果，將所有食材燒軟，加入青花菜和白芝麻，最後加入鹽調味裝盤。

烹調技巧叮嚀 →

◆ 可利用燜燒鍋將雞爪和雞胸軟骨燜軟，縮短烹調時間和燃料的耗費。除了採用咖哩粉烹調，也可額外再添加薑黃粉，以提高抗發炎的效果。

❀ 營養健康叮嚀

咖哩中的薑黃素，具有抗發炎效果。雞胸軟骨是天然軟骨素來源，可作為補充構成骨關節結構的物質，進而緩解軟骨損壞。當餐可搭配木瓜和鳳梨等富含蛋白酶的食物，更可促進軟骨的消化食物利用率。

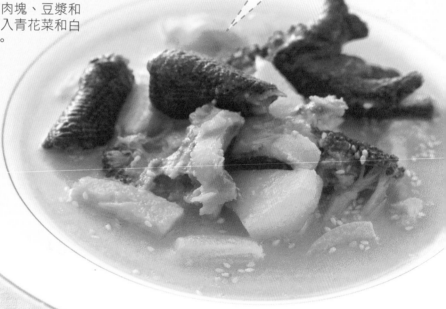

營養成分分析（每一人份）

蛋白質（公克）	脂肪（公克）	碳水化合物（公克）	熱量（大卡）
9	4	11	106

菜根紫菇湯 （4人份）

食 材：
牛蒡20公克、枸杞10公克、紅棗12公克
金針菇20公克、鮮香菇20克
甜菜根（去皮）20公克、乾紫菜2公克

調味料：
鹽1茶匙

作 法：
1.牛蒡、金針菇和香菇洗淨切段，甜菜根切絲，枸杞、紅棗和紫菜洗淨備用。

2.備一鍋水，先熬煮牛蒡10分鐘，再依序放入食材煮滾，最後起鍋前放入鹽和甜菜根。

烹調技巧叮嚀 →
◆牛蒡可先熬煮提煉其風味，起鍋前再將甜菜根細絲放入，可多保留其鮮紅的色澤和營養。另外也可再添加薑片，增加薑萃取物含量。

❖ 營養健康叮嚀
此道菜餚富含抗氧化劑和植化素，能降低環氧合酶的活性，具有抗發炎的效果。甜菜根富含抗氧化效力，生食與熟食，皆有其功效。

營養成分分析（每一人份）

蛋白質（公克）	脂肪（公克）	碳水化合物（公克）	熱量（大卡）
1	0	5	22

高C優格 （4人份）

食 材：
無糖低脂優格200公克
去皮木瓜120克、芭樂160克
葡萄100克、白木耳（乾）2公克

調味料：
肉桂粉1公克

作 法：
1.白木耳洗淨，泡水用電鍋蒸軟，放冷備用。

2.水果洗淨（木瓜去皮），切丁。

3.將所有食材盛入容器中，最後灑上肉桂粉。

❖ 營養健康叮嚀
攝取當季富含高C的蔬果，可直接保護軟骨細胞免於受到活性氧物質（ROS）的破壞攻擊。肉桂粉據研究也具抗發炎的功效。葡萄籽內所含的原花青素，具強抗氧化力。

烹調技巧叮嚀 →
◆白木耳可依個人喜好，調整烹調時間，選擇口感軟嫩或是保持脆度，亦可添加少許冰糖或黑糖。

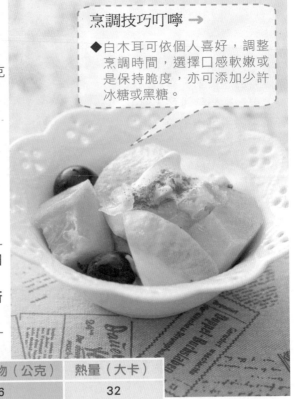

營養成分分析（每一人份）

蛋白質（公克）	脂肪（公克）	碳水化合物（公克）	熱量（大卡）
3	0	6	32

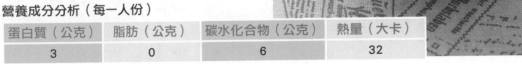

美力大進擊

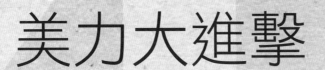

江盈澄 醫師

更年期保健

一般而言，更年期是指婦女由具有生育能力進入不能生育的過渡時期，停經是指連續一年以上沒有月經，平均約為五十歲，但因人而異，更年期即是停經前後的一段日子，由於卵巢逐漸失去功能，更年期女性可能因為女性荷爾蒙不足，加上歲月累積與身體機能退化，進而產生相關不適症狀，包括：熱潮紅、頭暈、盜汗、失眠、疲倦、情緒不穩、腰酸背痛、性慾降低、皮膚乾燥、陰道乾燥不適……等，統稱為更年期症狀群，會因各人體質不同而表現不盡相同，影響了身體健康及生活品質。由於近年女性平均壽命已達八十歲，亦即女性約有三分之一以上的時間，將在更年期以後的時光度過，故為值得重視的課題。以下將簡介常見的更年期症狀與保健治療：

1.**血管舒縮症狀**：大約七成的更年期女性會有此症狀，可能持續1～2年之久。通常是由胸口先有發熱感覺，然後延伸到全身，甚至盜汗，可能導致失眠、疲累及情緒不穩定等，造成生活上的困擾。研究發現，補充含有類似動情素的食物或萃取物（如：大豆異黃酮），對血管舒縮症狀改善的效果有限。而大部分女性服用荷爾蒙後，通常在數星期內明顯改善症狀，這也是目前更年期荷爾蒙藥物治療使用的主要適應症。

2.生殖泌尿系統的改變：女性荷爾蒙不足會使更年期婦女出現陰道壁變薄萎縮、骨盆腔鬆弛、生殖泌尿道系統感染及尿失禁等相關症狀。在保健方面，要適量飲水及保持良好的排尿習慣，可藉由凱格爾運動來加強骨盆腔底肌肉的強度。此外，陰道黏膜逐漸萎縮變薄，會導致陰道乾燥、性交疼痛及感染，對性生活造成影響，透過外用潤滑軟膏或局部荷爾蒙治療，可以改善陰道乾澀的症狀。

3.骨骼系統的改變：成人骨骼的骨質含量自40歲以後，每年以0.5～1.5%的速度流失，停經後5年內，骨質將會流失20～30%左右，特別是脊椎骨、髖骨及橈骨，造成骨質疏鬆，甚至發生骨折。保健方法在於建立正常良好的生活作息，避免菸酒與熬夜，每天攝取充分鈣質約1000～1500毫克，適當的曬太陽能幫助身體產生維他命D，加強腸道對鈣的吸收，規律並持續地運動，可強化肌肉和骨骼；又荷爾蒙補充療法也可以減少骨質流失。

4.更年期體重的改變：更年期後的婦女可能因活動減少、營養過剩與代謝率降低，常見腰圍體重增加。體重控制原則以均衡飲食為主，多攝食高纖食物，避免高油與高糖食物，養成規律運動習慣，依興趣及身體狀況選擇運動項目，如：慢跑、快走、騎腳踏車、有氧運動、游泳……等，運動至少每週3次，每次30分鐘以上，運動前要熱身，運動後要有緩和活動，以減少肌肉酸痛及運動傷害。

當更年期症狀嚴重時，則需尋求醫師協助，決定是否要補充荷爾蒙。

大約十多年前，美國WHI的大型研究發現，更年期補充荷爾蒙可能會增加乳癌的風險，造成近年使用上趨於嚴格。最新的2013年停經荷爾蒙治療的全球共識簡單摘要如下：

❶停經後荷爾蒙治療目標在於促進生活品質和健康，治療的劑量與期間應個人化，治療亦應考量危險因子，包括使用的年紀、停經年齡、靜脈栓塞、腦中風、缺血性心臟病、乳癌。

❷停經後荷爾蒙治療使用對象建議小於六十歲或停經十年之內的婦女，對於停經相關血管舒縮症狀及預防骨質疏鬆相關之骨折有所幫助。對於更年期症狀僅限於陰道乾澀或性交疼痛的婦女，局部低劑量的雌激素是優先選擇。

❸單一雌激素治療適用於做過子宮切除的婦女，有子宮者則需併用黃體素，以減低子宮內膜病變之風險。

❹以單一雌激素治療，可以減少冠狀動脈心臟病，然而雌激素合併黃體素治療時，則沒有明顯的增加或減少冠狀動脈心臟病。

❺使用口服性停經後荷爾蒙藥物的婦女，靜脈栓塞和腦中風的風險會上升。荷爾蒙治療對乳癌的主要風險是來自於加入黃體素，並與使用的期間長短有關，一旦停止使用荷爾蒙，其風險就會下降，目前不支持乳癌存活者使用停經後荷爾蒙治療。

雖然荷爾蒙治療可以改善症狀並提升生活品質，但仍有其風險與限制，必須尋求醫師協助。更年期女性相關的身體保養很重要，藉由持之以恆的生活習慣調理，相信對於身心靈的健康都有幫助，讓更年期的婦女更健康美麗！

參考文獻

1.de Villiers TJ，Gass ML，Haines CJ，Hall JE，Lobo RA，Pierroz DD，et al. Global Consensus Statement on menopausal hormone therapy. Maturitas. 2013 Apr；74（4）:391-2. PubMed PMID: 23497918. Epub 2013/03/19. eng.

2.Jane FM，Davis SR. A practitioner's toolkit for managing the menopause. Climacteric : the journal of the International Menopause Society. 2014 Oct；17（5）:564-79. PubMed PMID: 24998761. Epub 2014/07/08. eng.

3.Panay N，Hamoda H，Arya R，Savvas M. The 2013 British Menopause Society & Women's Health Concern recommendations on hormone replacement therapy. Menopause international. 2013 Jun；19（2）:59-68. PubMed PMID: 23761319. Epub 2013/06/14. eng.

4.Sturdee DW，Pines A，Archer DF，Baber RJ，Barlow D，Birkhauser MH，et al. Updated IMS recommendations on postmenopausal hormone therapy and preventive strategies for midlife health. Climacteric : the journal of the International Menopause Society. 2011 Jun；14（3）:302-20. PubMed PMID: 21563996. Epub 2011/05/14. eng.

5.van Dijk GM，Kavousi M，Troup J，Franco OH. Health issues for menopausal women: The top 11 conditions have common solutions. Maturitas. 2015 Jan；80（1）:24-30. PubMed PMID: 25449663. Epub 2014/12/03. Eng.

呂孟凡 **營養師**

更年期飲食保養

　　一般女性在年齡邁入半百時，常常出現種種身體不適，症狀包括了熱潮紅、盜汗、心悸、失眠、頭痛、易怒、憂鬱、陰道萎縮乾澀、尿道萎縮等，主要是由於卵巢漸漸失去功能，不再產生女性荷爾蒙所導致，也就是遇到人生的轉捩點——更年期。更年期來臨的時候，應該怎樣飲食讓身體比較舒緩呢？

1.適當的熱量攝取：

　　維持健康體位步入更年期之後，基礎代謝率降低，若不養成運動習慣加上飲食沒有均衡，脂肪容易堆積，身材也漸漸走樣。行政院衛生署將國人健康體位的標準訂定為身體質量指數（BMI：Body mass index）18.5～24，此外女性的腰圍應該維持在80公分以下、中年以後的體脂肪應維持在30%以下。除了適當熱量以及均衡飲食之外，適度運動也是很重要的，運動可以提升基礎代謝率且可以燃燒體脂肪，但若有心血管疾病、關節病變及糖尿病的患者，建議與醫師討論運動時的禁忌與注意事項以免受傷。一般較合適的運動時間為每次30分鐘以上，因為運動的初期大多是燃燒醣類以及水份在散失，若想要減少體脂肪，建議將運動時間拉長，不需要過度劇烈，但要達到稍微出汗以及心跳稍微加快的程度最佳。

2.心悸、盜汗、熱潮紅

　　此類症狀跟卵巢功能減退、雌激素分泌下降有關。目前關於女性更年期荷爾蒙治療尚有許多爭議，如醫師所述，研究顯示更年期補充荷爾蒙可能會增加罹患乳癌的風險。其實，許多天然食物中也含有雌激素，例如黃豆類包括豆腐、豆乾、豆漿以及各類豆製品，另外根莖類如山藥等等，攝取天然食物內含有的雌激素較少且較安全，因此鼓勵更年期女性可適量食用。

3.心血管疾病

　　膽固醇為維持身體機能所需，又分成壞的膽固醇（低密度）及好的膽固醇（高密度）兩種，研究指出，多攝取含有ω-3脂肪酸的食物可提升好的膽固醇並降低三酸甘油酯。深海魚類例如鯖魚、鮪魚、秋刀魚都是富含此類不飽和脂肪酸的魚類，建議每週可安排2～3次吃魚的機會。但有服用抗凝血劑的病人需注意魚油的的攝取，因此建議由天然食物攝取即可，高劑量的魚油膠囊需詢問過醫師以後再使用。許多人不知道，體內的膽固醇其實大多數是自身合成的，當飽和脂肪攝取得多，體內就會有較多生成膽固醇的原料，因此，想要降低膽固醇須減少飽和脂肪酸的攝取，肉類（尤其是肥肉）的攝取適量即可，近年來的電視健康節目都建議大家少吃紅肉，也是因為紅肉的飽和脂肪含量較高，但提醒大家，紅肉也有自身的營養價值，例如其鐵質含量高，對許多貧血的女性朋友是補充鐵質很好的食物，因此不是完全不能吃，只是要適量攝取，還是以均衡飲食為原則最重要唷！此外，反式脂肪酸也是容易讓膽固醇上升的兇手之一，植物性奶油、油炸食物、烘焙製品因為含有反式脂肪酸，因此攝取量也應減少。而飲酒、甜食及過量的水果攝取皆會造成三酸甘油酯上升，因此水果的攝

取適量就好。血脂肪也與運動有關,維持良好的運動習慣可下降壞的膽固醇,提升好的膽固醇。

4.骨質疏鬆

多攝取富含鈣質的食物例如:牛奶、起司、優酪乳等乳製品,每天1～2杯的低脂牛奶可增加鈣質的攝取量。豆類製品如:豆腐、豆漿、豆乾;動物性食品如吻仔魚、小魚乾、也含有豐富的鈣質。另外,維生素D也是維持骨質密度所必需,且人體可自行合成,每天大約10分鐘的日曬時間(避開正中午紫外線最強的時候),有助於維生素D的合成。

5.頻尿、尿失禁、尿道感染

多喝開水有助於預防尿道感染,每天2000c.c.的飲水量是必須的。另外需避免飲用咖啡、酒等刺激性飲料。臨床研究指出,蔓越莓因為含有豐富的花青素,可以抑制細菌黏附於尿道壁上,令細菌無法在泌尿道生長,因此有預防泌尿道感染的效果,建議各位女性朋友可適量飲用蔓越莓汁或食用蔓越莓果乾,但有血糖問題者需注意攝取量以免造成血糖過高。除了蔓越莓之外,洛神花也有類似的效果,因此也可攝取洛神花茶。

更年期是每位女性人生必經的路程,我們無法避免它的來到,但可以藉由改善飲食與生活習慣來減輕更年期的症狀。我們應該藉由正向的生活態度、均衡的飲食習慣、適度的運動來輕鬆迎接更年期這個人生的轉捩點。

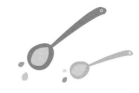

食譜示範

更年期飲食保養食譜

呂孟凡　營養師
蔡玉山　廚師

本主題菜單選用日式料理，原因是日式料理的烹調方式使用的油脂量通常較少，整餐吃下來有四菜一湯，蔬菜有2.5份，達一日建議量的八成，熱量卻只有500大卡不到唷！隨著更年期來到，基礎代謝率下降，體脂肪容易堆積，體重也容易上升，每天的熱量控制就相當重要呢！

照燒雞腿
（4人份）

食　材：
去骨雞排240g
芝麻少許（裝飾用，可不加）

調味醬汁：
醬油2湯匙、味霖2湯匙
米酒2湯匙

作　法：
1. 去骨雞腿排用調味醬汁醃1小時。
2. 雞腿先以帶皮的那面朝下煎至皮呈金黃色之後，翻面煎至熟備用。
3. 調味醬汁煮至黏稠狀，將醬汁淋上煎好的雞肉，並撒上芝麻即可。

❀ 營養健康叮嚀

先將雞皮朝下煎，將雞皮的油脂逼出，便可省去另外加油。如果想要少攝取點油脂，可把雞皮去除再吃唷！

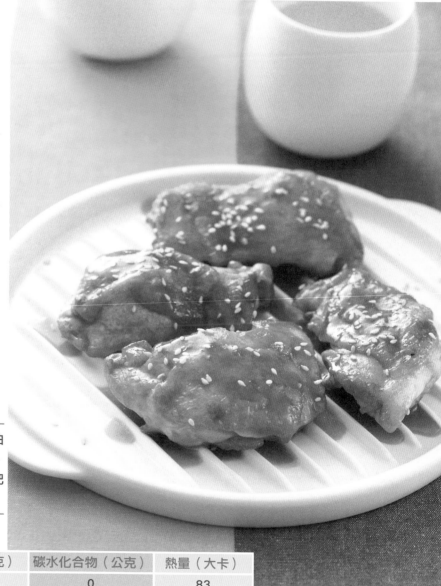

營養成分分析（每一人份）

蛋白質（公克）	脂肪（公克）	碳水化合物（公克）	熱量（大卡）
10.5	4.5	0	83

松菇豆腐排
（4人份）

食 材：
板豆腐320g、柳松菇80g、芥花油2小匙、麻油2小匙

調味醬汁：
醬油4湯匙、味霖2湯匙、水100mL

作 法：
1. 板豆腐以芥花油煎至兩面呈金黃色後擺盤備用。
2. 鍋子免洗，加入麻油，將柳松菇放入稍微拌炒，最後加入調味醬汁入味。
3. 將柳松菇醬汁淋上煎好的板豆腐即可。

❧ 營養健康叮嚀

豆腐為黃豆製品，含有大豆異黃酮，臨床研究大豆異黃酮可以降低壞的膽固醇，此外由於大豆異黃酮具有類似雌激素的效果，適量攝取可稍微緩解部分女性更年期症狀。

烹調技巧叮嚀 →
◆除了柳松菇之外，也可以加入其它自己喜歡的菇類來調配醬汁唷！

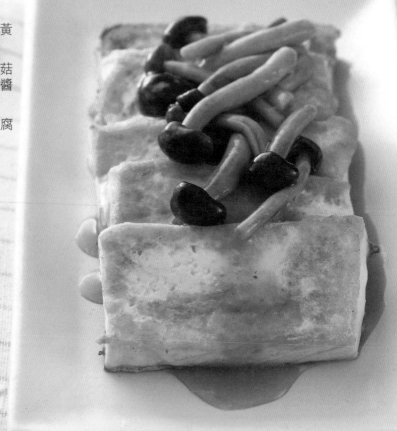

營養成分分析（每一人份）

蛋白質（公克）	脂肪（公克）	碳水化合物（公克）	熱量（大卡）
7.2	10	1	123

五蔬佃煮 素

（4人份）

食　材：
白蘿蔔100g、紅蘿蔔100g
秋葵100g、珊瑚菇80g
香菇80g

調味醬汁：
昆布醬油2碗、味霖1碗、水2碗

作　法：

1. 熬湯材料煮滾備用。

2. 白蘿蔔與紅蘿蔔洗淨削皮切塊，放入高湯，煮至熟透。

3. 放入其他蔬菜，續煮5-10分鐘即可。

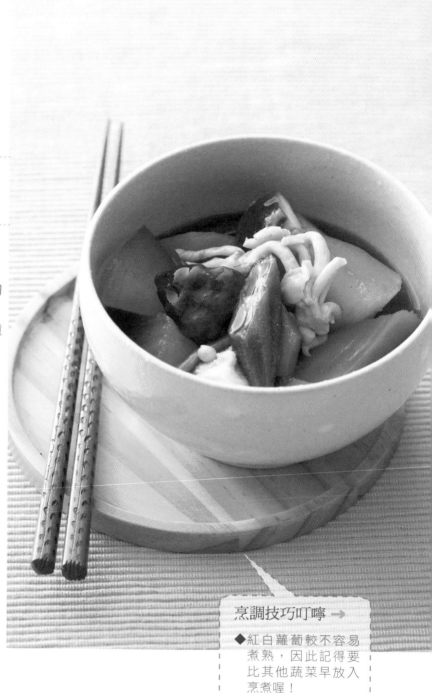

♣ 營養健康叮嚀

秋葵以及菇類都含有水溶性纖維，可降低血中膽固醇，女性更年期過後罹患心血管疾病的風險提升，多攝取含有水溶性纖維的蔬菜對心血管有保健的效果。

烹調技巧叮嚀 →

◆紅白蘿蔔較不容易煮熟，因此記得要比其他蔬菜早放入烹煮喔！

營養成分分析（每一人份）

蛋白質（公克）	脂肪（公克）	碳水化合物（公克）	熱量（大卡）
1.2	0	5.8	28

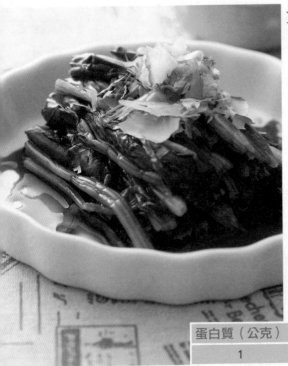

涼拌菠菜（4人份）

食　材：
菠菜400g（去除根部後）
柴魚片少許

調味料：
昆布醬油3湯匙
冷開水3湯匙

作　法：

1. 菠菜洗淨、去除根部，用滾水汆燙殺菁後撈起，以冰開水冰鎮。

2. 將水瀝乾後，以乾淨的熟食用刀將菠菜切段擺盤，淋上調味料並灑上柴魚片即可。

❀ 營養健康叮嚀

菠菜含有豐富的葉黃素，可以保護眼睛唷！

營養成分分析（每一人份）

蛋白質（公克）	脂肪（公克）	碳水化合物（公克）	熱量（大卡）
1	0	5	24

海帶芽味噌湯（4人份）

食　材：
味噌40g、海帶芽20g、蔥花1大匙
柴魚片適量

作　法：

1. 青蔥切蔥花備用。

2. 水煮滾、加入海帶芽煮滾之後，加入味噌以及柴魚片稍滾。

3. 裝碗後灑上蔥花即可。

❀ 營養健康叮嚀

海帶亦為水溶性纖維的來源之一，可幫助調控血脂肪，另外，味噌也是黃豆製品，也含有類似雌激素的大豆異黃酮。

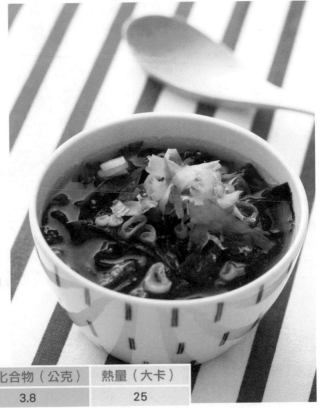

營養成分分析（每一人份）

蛋白質（公克）	脂肪（公克）	碳水化合物（公克）	熱量（大卡）
1.3	0.5	3.8	25

日式醬燒飯糰
（4人份）

食　材：
白飯600g
（捏成四個飯團，每個150g）

調味醬汁：
昆布醬油1茶匙
味霖1茶匙、味噌1茶匙

作　法：
1.將調味醬汁調勻備用。

2.白飯以飯糰模固定成形，
　刷上調味醬汁，入烤箱以
　150℃烤至上色即可。

❀ 營養健康叮嚀

白飯也可換成糙米飯或胚芽
飯，纖維含量更多更健康唷！

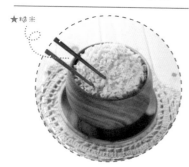

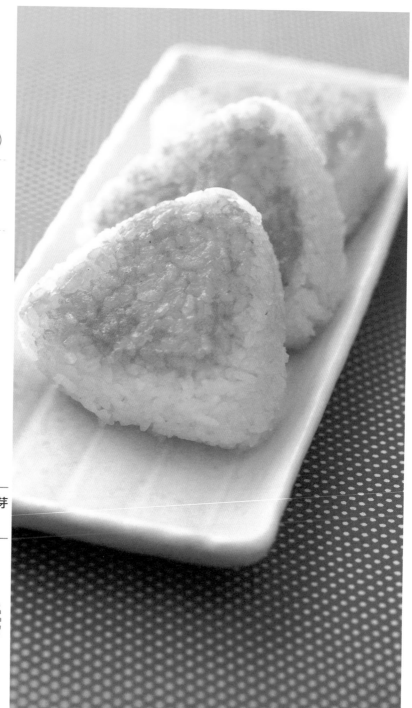

營養成分分析（每一人份）

蛋白質（公克）	脂肪（公克）	碳水化合物（公克）	熱量（大卡）
6	0	45	204

楊榮森 醫師

骨質疏鬆症

　　骨質疏鬆症的特色為骨量減少，骨骼結構變差，骨強度減弱，骨折風險增高；國際骨質疏鬆症基金會報告指出，全世界50歲以上女性在餘生中發生一個部位骨折者，約佔三分之一。病患骨折後會引起許多症狀和併發症，影響身體功能和生活品質，甚至死亡，增加醫療費用和社會成本；如髖部病患在骨折後一年內的死亡率約20%，臺灣的統計結果相似。先前民眾未能警覺其風險，即使發生骨折，也未必覺知保健的重要性；多年以來發展出雙能量X光吸收骨密度檢查儀（DEXA），精準測定骨密度，世界衛生組織（WHO）也訂定以DEXA診斷骨質疏鬆症，加上許多骨鬆藥物的研發和上市，增高骨密度，明顯降低骨折率，造福病患無數。

　　骨質疏鬆症是全身性疾病，骨折好發於脊椎、髖部、腕部等，但肩部、骨盆、肋骨、前臂和小腿等部位，也常見出現脆弱性骨折。骨鬆病患由於骨密度減低和經常跌倒，因而會增高骨折風險，因而治療目標在於預防骨折。可是病患在未發生骨折前，並無明顯症狀，因而被稱為「無聲無息的疾病」。要讓病患和醫師有所警惕，須提供相關的資訊，才能呼籲大家重視平日保健，以收恢宏成效。

　　針對骨質疏鬆症和骨折的重要風險因子，導因於老年人骨密度降低和

跌倒風險增高，這些常被視爲年老生理退化而被忽視，必須能夠注重偵測和防治臨床風險因子，才能提高民眾的警覺性。除了檢查骨密度來確定骨量外，世界衛生組織（WHO）邀請許多專家學者，建置10年骨折風險評估工具（FRAX），值得推廣應用。該FRAX系統共評估12個臨床風險因子，以估計未來10年發生髖部骨折或重大骨鬆骨折的或然率；中華民國骨質疏鬆症學會配合提供相關流行病學資料，該系統已建置適用臺灣人的中文程式，供國人參考應用；請上網進入FRAX網站來計算。

　　一旦發生骨質疏鬆症，依情況需使用藥物治療，若發生骨折，必要時更需專業治療或手術等。此外，國際骨質疏鬆症基金會（IOF）更呼籲，不論女性或男性，都要重視骨骼健康保健以減低骨質疏鬆症和骨折風險。在骨骼保健上，可合併爲5大關鍵策略，分述如下：

　　（一）從事規律運動：骨質疏鬆症病患、或容易跌倒或衰弱病患，應選用適量運動，改善骨量和肌肉量，維護肌肉功能、平衡和體力，減少跌倒和骨折風險。主要項目包括荷重和阻抗運動、肌力增強運動、平衡運動、姿勢運動、改進日常生活動作的運動等，需依個人情況調整；如骨質疏鬆症病患（尤其是脊椎骨折病患）應避免仰臥起坐、過度彎腰、扭身、突然荷重、高衝撞（如跳躍）、彎腰抬物等動作。

　　（二）攝取足量保骨營養：包括鈣、維生素D_3、蛋白質等。老年人腸道的鈣吸收能力降低，需適量補充鈣，以飲食鈣源最佳，若無法從飲食攝取足量鈣，建議應補充鈣劑或含維生素D_3鈣劑，每日鈣劑補充量500～600 mg，有些國家會建議較高劑量。曬太陽可啓動生合成維生素D_3，但受季節、緯度、防曬乳液、空氣污染、衣服、膚色、年紀等影響。含維生素D_3食物包括油脂魚，如鮭魚，鱈魚的魚肝油，香菇和蛋，

有些國家在食物添加維生素D_3，如奶油、牛奶、麥片等。國際骨質疏鬆症基金會（IOF）建議年紀60歲以上成人的維生素D_3攝取量為800至1000 IU／天。老年人更應注意攝取足量蛋白質，以維護肌肉量，但必須攝取足量鈣，以維護蛋白質對骨密度的有利效應。攝食多量水果和蔬菜，可降低飲食酸產量，也有利骨骼保健。

（三）戒除不良生活習慣（戒煙、戒酒），維持適當體重，可維持骨密度、減少骨折風險。

（四）檢查風險因子：如脆弱性骨折病史、家族骨質疏鬆病史或骨折史、藥物、吸收不良病史、類風濕性關節炎、早期停經、跌倒趨勢等。

（五）諮詢醫師，接受必要檢測和治療，包括FRAX計算，雙能量X光吸收骨密度檢查儀（DEXA）測量骨密度，討論保骨和跌倒預防策略，諮詢醫師的合適處方。

二十一世紀的普世平均壽命延長，人口快速老化，未來骨質疏鬆症和骨折人數必會大增；唯有提高警覺，及早診治和防範，才能有效改善骨質疏鬆症及相關骨折的激增趨勢。

柳宗文 營養師

保密防跌
預防骨質疏鬆營養不可少

根據「2005～2008 臺灣國民營養健康狀況變遷調查」結果顯示，大部分國人鈣的攝取量僅達膳食營養素建議攝取量（Dietary Reference Intakes，DRI）的50～70%。（國人每日鈣建議攝取量1000毫克）。由於現代人生活型態改變，日曬時數、運動時間及鈣攝取普遍不足，日後造成骨質疏鬆症的風險提高，進而增加骨折危險性。尤其老年人在預防跌倒所造成的骨折更是不可或缺的課題。因此建議平時應該有足夠運動量及日曬時數，搭配均衡營養，以預防骨質疏鬆。

此外，肌少症也是預防跌倒另一個重要課題。所謂的肌少症顧明思義就是骨骼肌的減少或流失。由於骨骼與肌肉相互影響，如何改善肌肉量與功能以預防跌倒首推營養與運動。其中適量補充蛋白質與維生素D則與預防骨質疏鬆症相同。老年人普遍有運動及蛋白質攝取不足，建議增加規則運動尤其是阻抗性運動（如：走路、快走）而非阻抗力運動（如：游泳）。蛋白質攝取每天則由一般建議的建議量0.8克/公斤，增加至1.0～1.2克/公斤。

一、食物聰明選，營養均衡不流失

❶乳品及其製品：以牛奶為例，100毫升就有100毫克的鈣，若依臺灣每日營養指南建議每日攝取1.5～2杯（1杯=240毫升）就可攝取500～600毫克的鈣。

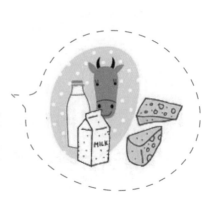

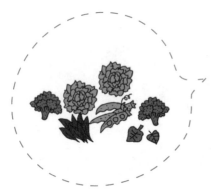

❷深綠色蔬菜：深綠色蔬菜富含鈣質但吸收率較不佳，不太能算是鈣的優良來源，但若達到臺灣每日飲食指南建議每日攝取3～5碟蔬菜，因攝取量大，所以鈣含量仍有300～500毫克。

❸堅果種子：黑芝麻、杏仁片、開心果等，以黑芝麻為例，100克的黑芝麻含有鈣1456毫克，但100克的黑芝麻約8～9湯匙，熱量約500～600大卡。（1湯匙=12克=67.5大卡）。若以堅果種子類補充鈣質容易有熱量攝取過多問題。建議適量攝取即可，每日建議攝取1份堅果種子類。

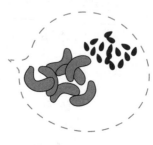

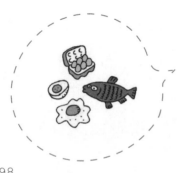

❹豆魚肉蛋類：蛋白質攝取中常被忽略的豆類及其製品其實是富含鈣質如：傳統豆腐、小方豆干、加鈣豆漿等。豆類及其製品相較於一般肉類不僅不含膽固醇更富含纖維。所以建議每日蛋白質攝取可以黃豆及其製品取代一般肉類。

❺**全穀根莖類、水果類**：雖然這兩類含鈣量不高，但水果富含維生素C可以幫助鈣質吸收。全穀類與白米飯相比仍富含多種營養素，若能將精製白米換成全穀根莖類，就能多攝取鈣質及額外的維生素（如B群）與膳食纖維。

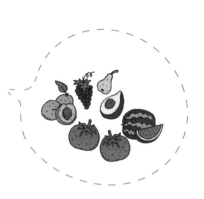

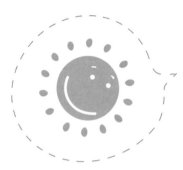

❻**維生素D**：維生素D可以幫助鈣質吸收、維持骨骼及肌肉正常代謝。但飲食中含有維生素D的食物來源不多，建議還是以增加日曬時數並搭配飲食。日曬時每日建議15～20分鐘，避免於身上塗抹防曬乳及烈日中曝曬（上午10時至下午3時）。食物來源：香菇（經日曬）、牛奶、蛋、魚肝油等。

二、食材選擇要注意，避免補鈣不成反流失

❶**草酸及植酸**：植物常含植酸和草酸，這些物質會與鈣於腸道中結合形成鈣鹽，不利於身體吸收利用，進而排出體外。另外，高纖維食物也易與鈣質結合為複合物。雖然高纖維可以促進腸蠕動幫助排便，因此食用高纖食物時應多增加鈣質攝取或避免同時攝取。高草酸食物：菠菜、甜菜、蘆筍、花生、巧克力等。

❷**磷、蛋白質**：適量的磷及蛋白質攝取都有助於鈣質的吸收代謝及幫助骨骼強化，但過量的磷及蛋白質則會造成鈣質吸收不良並增加體內鈣質

流失。高磷食物常見於：加工食品、碳酸飲料。建議食物以天然少加工，以植物性蛋白質取代動物性蛋白質。

❸**咖啡、濃茶、菸、酒及高鹽食物**：現在人知道要補充鈣質卻忽略自己的生活型態及習慣，常喝咖啡/茶提神，或喝酒抽菸及大魚大肉等交際應酬，其實這些都容易造成鈣質流失。

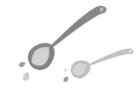

食譜示範

預防骨質疏鬆營養食譜

柳宗文　營養師 ／ 楊凱鈞　廚師

豆皮福袋

（4人份）

食　材：
壽司用豆皮*4、豆干120克
毛豆20克、胡蘿蔔20克
香菇20克

調味料：
胡椒粉、香油、鹽些許

作　法：

1. 將豆干、胡蘿蔔及香菇剁碎後備用。

2. 起油鍋，將做法1食材及毛豆炒熟後，加入調味料調味。

3. 將材料塞入豆皮中即可。

烹調技巧叮嚀 →

◆福袋亦可使用腐皮、蛋皮或高麗菜並利用水蓮或韭菜繫綁。可依個人喜好調整餡料來搭配出各種不同卻具巧思的創意料理。

❀ 營養健康叮嚀

利用含鈣量較高且無膽固醇的豆製品取代一般肉類增加鈣質及蛋白質攝取。

營養成分分析（每一人份）

蛋白質（公克）	脂肪（公克）	碳水化合物（公克）	熱量（大卡）
10.2	7.3	3.7	121.3

奶香翠玉
（4人份）

食 材：
娃娃菜300g、蘑菇5-6朵
洋蔥1顆、蒜末20克
低脂牛奶240毫升、油少許

作 法：

1. 娃娃菜洗淨對切，再汆燙約30秒後撈起備用。

2. 洋蔥切絲、蘑菇切片備用。

3. 將蒜末、洋蔥、蘑菇炒香。

4. 放入娃娃菜並倒入牛奶後關小火慢慢燉即可。

5. 起鍋前可以添加少許鹽調味。

烹調技巧叮嚀 →

◆ 牛奶高溫烹調容易產生焦黃，注意加入後一定要用小火慢慢燉煮。此外，可以撒上起司做成焗烤風味。

❀ 營養健康叮嚀

一般來說若每日沒有攝取乳製品的話，很少能達到建議量，因此將乳製品入菜不僅可以增加奶香風味更可以攝取到鈣質營養。

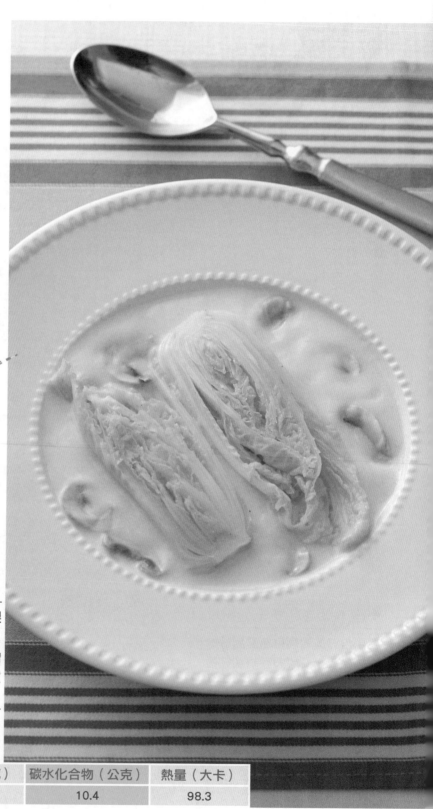

營養成分分析（每一人份）

蛋白質（公克）	脂肪（公克）	碳水化合物（公克）	熱量（大卡）
4.5	4.3	10.4	98.3

胡麻小松菜
（4人份）

食　材：
小松菜300g
胡麻醬20cc

作　法：
1. 將小松菜洗淨以滾水燙熟，再以冰開水冰鎮撈出瀝乾。
2. 拌入芝麻醬即可。

烹調技巧叮嚀 →
◆ 除了使用小松菜外，還可以選擇菠菜、芥藍等也是不錯的選擇。

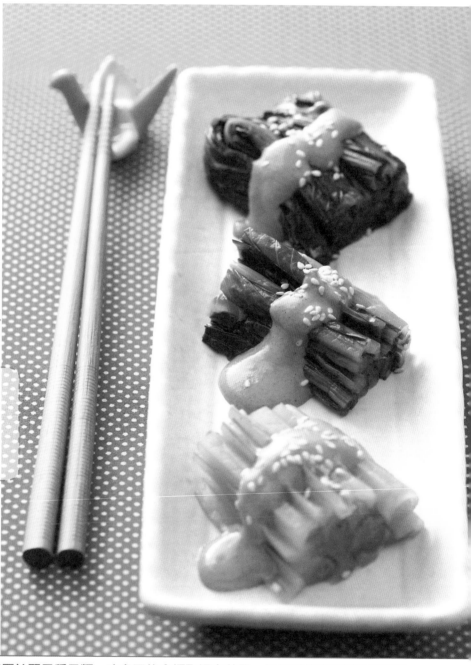

♣ 營養健康叮嚀

芝麻雖富含鈣質，但芝麻屬於堅果種子類，吃多可能會攝取過多熱量，但如果將堅果種子類適量入菜，不僅可以取代一般油脂，還可增加鈣質攝取。

營養成分分析（每一人份）

蛋白質（公克）	脂肪（公克）	碳水化合物（公克）	熱量（大卡）
2.7	2.9	4.0	52.9

燕麥飯
（4人份）

食 材：
白米160克
燕麥粒60克
糙米60克

作 法：
1. 先將糙米、燕麥粒清洗乾淨後浸泡30-60分鐘。
2. 將白米清洗後與浸泡後之糙米及燕麥粒混和煮熟即可。

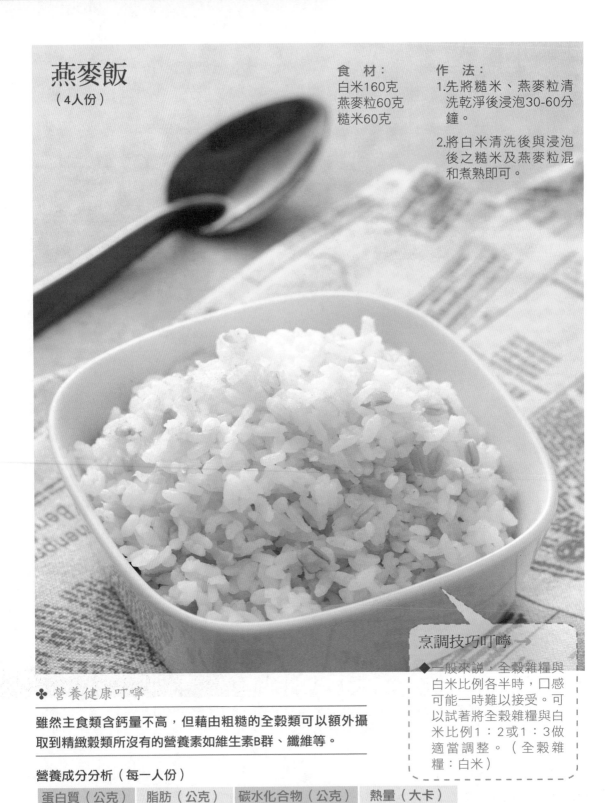

烹調技巧叮嚀
◆ 一般來說，全穀雜糧與白米比例各半時，口感可能一時難以接受。可以試著將全穀雜糧與白米比例1：2或1：3做適當調整。（全穀雜糧：白米）

❀ 營養健康叮嚀

雖然主食類含鈣量不高，但藉由粗糙的全穀類可以額外攝取到精緻穀類所沒有的營養素如維生素B群、纖維等。

營養成分分析（每一人份）

蛋白質（公克）	脂肪（公克）	碳水化合物（公克）	熱量（大卡）
5.5	2.3	51.7	249.5

丁香豆腐湯

（4人份）

食　材：
丁香魚20克、味噌2湯匙
板豆腐丁150克
海帶芽10克、鹽些許

作　法：
1. 將味噌加入冷水中拌勻。

2. 開火後加入海帶芽及丁香魚，熬出鮮甜滋味。

3. 加入板豆腐丁及適當調味，煮滾後熄火即可。

烹調技巧叮嚀 →

◆帶骨（殼）食材建議利用燉、熬及悶等方式烹調使食材軟化，不僅較好入口更可以幫助吸收消化。但仍須注意家中幼兒及長輩進食時是否會有梗塞之風險。

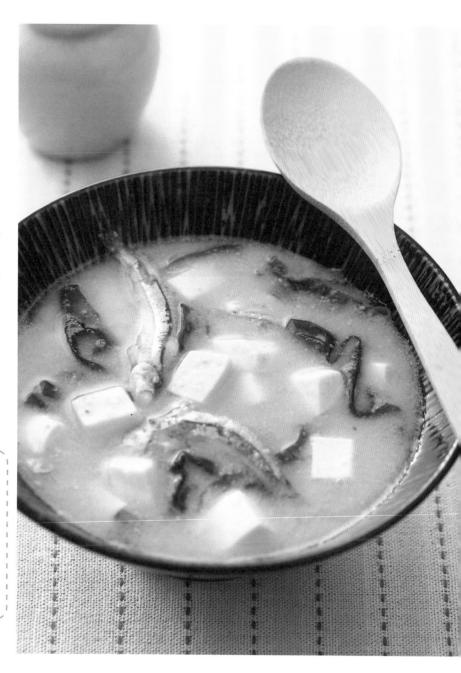

♣ 營養健康叮嚀

一般常見肉類含鈣量普遍較低，但如果食用含有帶骨（殼）的食材如小魚乾、吻仔魚、蝦米或軟骨等，含鈣量就相當豐富，烹調時可以搭配入菜以增加鈣質攝取。

營養成分分析（每一人份）

蛋白質（公克）	脂肪（公克）	碳水化合物（公克）	熱量（大卡）
7.9	2.0	5.8	72.8

蔡呈芳 醫師

夏日美妍大作戰

　　夏日是皮膚病的旺季，在皮膚科診所，與冬季相比，病人可能增加3成，甚至是5成。夏季皮膚病的增加，歸納起來，成因大致可分為日曬、流汗、感染、蚊蟲，還有戶外活動的增加。當然學生族群，暑假較長，看病較為方便也是原因。

表一：夏季常見皮膚病及成因

日曬	曬黑、黑斑、雀斑、曬傷、老化、日光疹、青春痘
流汗	痱子、汗疹、臭汗症、多汗症
細菌	紅癬、膿痂疹、丹毒、毛囊炎、足底蠹蝕症
黴菌	汗斑、癬、毛囊炎
蚊蟲	叮咬、跳蚤、隱翅蟲、小黑蚊、毛毛蟲
戶外活動	接觸、外傷
游泳	水母、氯水刺激、感染
濕疹	接觸性、夏季濕疹、尿布疹、汗皰疹、異位性皮膚炎

　　夏日皮膚保養，最重要的就是美白、防皺、止汗及防曬。夏季因為炎熱，汗腺分泌旺盛，加上皮脂因日照而氧化，可能會導致毛孔阻塞，產生粉刺。另外汗水大量分泌，皮膚表面酸鹼度及濕度產生改變，使皮膚抵抗

力下降，容易形成濕疹及感染的形成。而夏日陽光中的紫外線，更會直接造成皮膚色素沉澱，角質層堆積，使皮膚粗糙沒有光澤。紫外線的照射，尤其是長波紫外線（UVA），也會誘發皮膚分解酵素，分解彈力及膠原蛋白，直接及間接促成細紋的形成。

黑斑

　　黑斑無疑的是夏日皮膚保養的重頭戲，黑斑又稱為肝斑，或是孕斑，常見於育齡婦女顏面，呈現淡褐色或黃褐色，對稱性分布，邊緣不規則，偶見於手臂及頸部。在西班牙裔、亞裔尤其常見。除了印度、巴基斯坦、中東等國家發作年齡較早外，發作年齡多在青春期後。臨床分布以臉部蝴蝶斑部位為主，但也可能是在顏面中央或是下顎骨部位。惡化因素主要是陽光、懷孕、口服避孕藥。但不僅是陽光中的紫外線，近期研究指出紅外線以及可見光中的藍光還有熱，都可能相關。黑斑護理，坊間有不少的流傳，包括避免茶、咖啡、辣椒等刺激性食物，補充維生素C、薏苡仁等抗氧化物，還有服用鈣質，改善酸性體質，強化肝臟功能，不過這些都缺乏足夠的科學證據支持。在醫學上，一般建議是做好充足的防曬，包括規律的使用防曬油，尤其是能夠兼顧防UVA及UVB。至於在治療上，使用黑色素細胞功能抑制劑，如外用對苯二酚（Hydroquinone）或是口服傳明酸（Transamin），是主要的方式。在化妝品方面，則有多種美白成分在使用，例如維生素C衍生物、熊果素、麴酸。

雀斑

　　雀斑又稱日曬斑，不像肝斑幾乎都是女性患者，雀斑的男女發生率相同，在膚色較淺者較常見。在2～4歲後因日曬而逐漸形成，但也有遺傳因素存在。多數病灶呈現多發、散在性的3～5mm小褐色斑點，周圍不規則，好發於兩頰、鼻部，及其他曝曬部位〔上臂、肩〕。雀斑的處理，需要絕對避免陽光曝曬，可以使用局部腐蝕劑如果酸或三氯乙酸，至於外用美白劑的效果較為有限。目前由於雷射的普及，多數以紅寶石雷射、Nd-YAG 雷射（石榴石雷射）或是脈衝光來治療。

痤瘡

　　痤瘡俗稱青春痘，也是屬於夏日容易惡化的疾病。研究指出陽光中的長波紫外線（UVA）會使皮脂腺所含有的squalene（角鯊烯）氧化成squalene oxide因而刺激毛囊。約有20%患者的痤瘡會在日曬後明顯惡化，尤其日曬伴隨高溼度時。青春痘的日常保健包括：

* 生活作習正常，避免熬夜，保持愉快心情。
* 徹底作好臉部清潔，尤其是油性肌膚。
* 慎選臉部化妝品，尤其含油脂成分者，也應避免過度清潔。另外一些潔顏油也可能含有誘發青春痘的成分。
* 注意飲食，有一些研究指出奶製品還有高升糖系數的食品，如精製糕點可能誘發青春痘。
* 勿用手擠壓，以免感染及病灶擴大。

青春痘的治療主要是外用或口服的抗生素，或外用的BENZOYL PEROXIDE（過氧化苯），還有硫磺、杜鵑花酸及維生素A酸。更嚴重的患者則會口服維生素A酸。不過除了外用的BENZOYL PEROXIDE（過氧化苯）、硫磺，是指示用藥，其他都需要經由醫師處方購買。許多外用及口服的青春痘藥品，都具有感光性，使用時如果日曬，較易曬傷或產生色素沉澱，因此也需要做好防曬。

要有效處理這些夏日惡化的皮膚病，防曬都是很重要的。在防曬上，有三大原則：

• A：**避免**（Avoidance），避免不必要的日曬，尤其是上午十點到下午四點盡可能不要外出。

• B：**阻隔**（Block），以穿衣、帶帽、撐傘方式以隔絕紫外線。

• C：**遮蓋**（Cover），擦防曬用品以隔絕紫外線。

坊間想到防曬常常直接想到使用防曬品，其實塗抹防曬品是防曬的最後一步，作好 A（避免）及B（阻隔），在夏季皮膚保養更為重要。此外各種外用植物抗氧化劑，對於防曬也有著輔助的效果，也往往被添加在防曬品當中。有些研究報告指出口服特定食物也可能具有抗氧化劑的效果，例如石榴萃取物、還有原花青素。在這樣的概念下，有人提出口服防曬劑的觀念，其中以一種源自中南美洲的植物萃取物（polypodium leucotomos）的學術報告最可信，其他如硫辛酸、omega-3多元不飽和脂肪酸、胡蘿蔔素的口服也有報告。至於一般認為有效的口服維生素C，單獨使用目前尚缺乏確切的報告，可能是因為口服維生素C無法在皮膚內達成足夠的有效濃度。

黎佩軒 **營養師**

美妍飲食調理

　　美白、抗老是現在許多人每天都在對抗的課題，花下大筆金額購買高價保養品或是去美容中心報到都是為了擁有水嫩白皙的肌膚，希望能永保青春。擁有好膚質是看起來更年輕的關鍵，除了外在的保養外，如果能配合內在的調養，對於擁有美麗的肌膚更是相輔相成。

打造美麗肌膚的飲食祕訣

1.足夠蛋白質的攝取，並選擇優質蛋白質

　　使用不當方式（如：節食）減重的人，或許獲得了苗條體態，但面有菜色或是肌膚變得鬆垮。蛋白質為製造肌膚的重要原料，蛋白質不足時，細胞無法進行活化，肌膚因而老化；或是因此減少製造讓肌膚水嫩Q彈的膠原蛋白，導致肌膚的彈性消失。一般建議的優質蛋白質食物為乳品類、動物肉類、黃豆製品及蛋類。

2.多吃富含維生素A、C、E的食物：天然的抗氧化劑

　　維生素A可維持正常細胞的代謝，防止肌膚乾燥脫皮及皺紋增生；維

生素C是製造膠原蛋白不可缺的重要原料，且可抑制黑色素的產生，並能改善皺紋讓肌膚保持彈性；維生素E的高抗氧化能力更能清除體內的自由基，預防肌膚老化。

❶ **含維生素A的食物**：紅蘿蔔、南瓜、番薯葉、菠菜、空心菜、肝臟類、木瓜。

❷ **含維生素C的食物**：新鮮蔬菜及水果。

❸ **含維生素E的食物**：植物油、小麥胚芽、堅果類如葵瓜子、杏仁。

3.搭配攝取富含鐵、鋅、維生素B群的食物

鐵為皮膚、黏膜合成時的重要營養素，也是合成膠原蛋白的原料之一；鋅可促進皮膚的正常代謝；維生素B群則是讓蛋白質獲得更好的利用。一般常見含鐵、鋅、維生素B群的食物多為動物性來源如紅肉、肝臟類、牡蠣、蛋黃。

4.粗食取代精緻

好臉色和腸道健康息息相關。多吃粗食類的食物可增加飲食中膳食纖維的攝取，改善因排便不順累積在腸道中的廢物改為由皮膚排出的狀況，使得皮膚變得更加光彩亮麗。亦有研究顯示吃了過多的糖，會使體內的「最終糖化蛋白」增多，皮膚也因此開始老化。

5.適量熱量攝取

現代人的飲食習慣改變，油脂攝取偏多是許多現代人飲食上的隱憂，過多油脂攝取造成的熱量攝取太多會增加氧化壓力及自由基的產生。一些

研究顯示，飲食中脂肪（特別是飽和脂肪）攝取偏多，會增加臉上的皺紋且使皮膚變的乾燥。因此，每餐吃七八分飽並減少飲食中的油脂攝取，配合均衡飲食維持理想的體重，也是保持年輕的重要環節。

陽光中紫外線的刺激會形成自由基，破壞細胞及組織，形成黑色素沉澱，讓皮膚變得暗沉粗糙失去彈性。皮膚保養除了做好外在保養和內在調養外，別忘了在日正當中時的防曬功課。此外，攝取足夠水分、培養運動習慣、擁有充足的睡眠、維持愉快的心情等良好生活的型態也是保持年輕不可或缺的一部分喔！

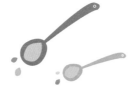

食譜示範

美妍飲食調理食譜

黎佩軒　營養師／蔡玉山　廚師

橙汁雞翅

（4人份）

食　材：
雞翅500公克、秋葵50公克
地瓜120公克、橙汁100c.c.

調味料：
油1大匙、鹽1 1/2小匙
胡椒1 1/2小匙

作　法：

1. 雞翅洗淨撒上鹽及胡椒後備用；秋葵洗淨後切成小丁備用；地瓜洗淨去皮切厚片備用。

2. 取一鍋加油後，將雞翅煎至金黃色後加入地瓜、橙汁60c.c.、水及鹽，蓋上鍋蓋烹煮。

3. 烹煮至雞肉變軟後，放入秋葵及剩下的橙汁，待醬汁收乾至一半時關火，撒上胡椒盛盤後即可。

❖ 營養健康叮嚀

蛋白質為製造肌膚的重要原料，雞翅為動物肉類，是優質蛋白質來源之一，還含有豐富的膠質，可滋潤肌膚並增加肌膚彈性和光澤。

烹調技巧叮嚀 →

◆ 烹煮時可選用市售方便食用的翅膀部位，並建議用燒、烤、醬、滷等方式慢火燒煮。

營養成分分析（每一人份）

蛋白質（公克）	脂肪（公克）	碳水化合物（公克）	熱量（大卡）
15.4	17.5	30.9	347.9

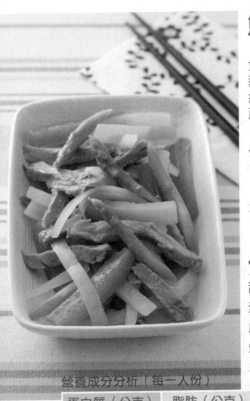

鮮蔬肉絲（4人份）

食 材：
豬後腿肉140公克、洋蔥50公克
紅甜椒50公克、黃甜椒50公克
蘆筍50公克

調味料：
油1大匙、鹽1/2小匙

作 法：
1. 豬後腿肉洗淨切絲備用；洋蔥去皮洗淨切絲備用；紅甜椒、黃甜椒洗淨切絲備用；蘆筍洗淨切段後備用。
2. 取一鍋加油，放入洋蔥絲爆香後加入豬肉絲、紅甜椒絲、黃甜椒絲及蘆筍段炒熟後加鹽調味即可。

❀ **營養健康叮嚀**

甜椒富含β胡蘿蔔素及維生素C，有助於提升身體免疫力；維生素C更是製造膠原蛋白不可缺的重要原料，能改善皺紋、保持肌膚彈性。蘆筍加熱過高營養成分容易流失，烹調方式建議以快炒、汆燙為主。素食者可將肉絲替換成豆干、豆皮等豆類製品以維持足夠蛋白質的攝取。

營養成分分析（每一人份）

蛋白質（公克）	脂肪（公克）	碳水化合物（公克）	熱量（大卡）
7.5	5.5	3.6	92.4

芋頭薏仁飯（4人份）

食 材：
薏仁80公克、白米120公克、芋頭120公克

作 法：
1. 將所有食材洗淨，芋頭去皮後切小丁後備用。
2. 加入等量水放入電鍋煮熟即可。

烹調技巧叮嚀 →

◆ 薏仁較難煮熟，煮前建議先用水浸泡1-3小時再蒸煮，煮熟後分裝成小包後放入冰箱冷凍，並於煮飯時再將薏仁解凍和白米一起蒸煮。這種方式不但可以使薏仁經由再次烹煮變得更軟，也較容易控制白米和薏仁的比例。

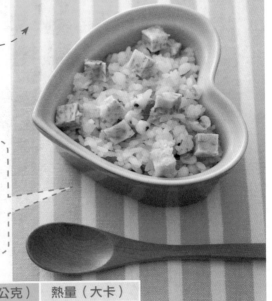

營養成分分析（每一人份）

蛋白質（公克）	脂肪（公克）	碳水化合物（公克）	熱量（大卡）
5.7	1.5	4.7	218.7

薑絲麻油紅鳳菜
（4人份）

食 材：
紅鳳菜300公克、薑絲60公克

調味料：
麻油1大匙、鹽1/2小匙

作 法：

1. 將紅鳳菜摘取嫩葉洗淨切段後備用。

2. 取一鍋加入麻油，放入薑絲爆香後加入紅鳳菜並加鹽調味即可。

❧ 營養健康叮嚀

紅鳳菜富含維生素A及 β 胡蘿蔔素，維生素A除可維持正常細胞的代謝，保護表皮、黏膜，增強免疫力外，還能防止肌膚乾燥脫皮及皺紋增生。維生素A為脂溶性維生素，很多人會以麻油、苦茶油等快炒，可增加維生素A及 β 胡蘿蔔素的吸收率；此外，紅鳳菜也是含鐵量很高的蔬菜，雖然植物性鐵的吸收率不如動物性鐵的吸收率高，但對於素食者來說仍是很好的鐵質來源。

營養成分分析（每一人份）

蛋白質（公克）	脂肪（公克）	碳水化合物（公克）	熱量（大卡）
1.7	4.3	3.2	51.4

木耳鮮菇羹
（4人份）

食 材：
金針菇40公克、柳松菇40公克
杏鮑菇60公克、木耳40
乾白木耳5公克、薑20公克
蔥5公克

調味料：
香菇粉2小匙、鹽2小匙

♣ 營養健康叮嚀

飲食中常吃到的菇類像是金針
菇、杏鮑菇等，纖維含量高，食
用時建議細嚼慢嚥，並攝取適量
的水份或是液體，讓纖維吸水膨
脹，增加糞便體積，促進排便。
黑、白木耳富含水溶性纖維，有
助於降低血液中的膽固醇。

作 法：
1. 將金針菇、柳松菇洗淨切段備用，杏鮑菇、木耳洗淨切絲備用，薑洗淨去皮後切絲備用、蔥洗淨切蔥花備用。

2. 將白木耳泡發蒸軟爛後打成泥狀備用。

3. 備一鍋水，放入上述之材料煮滾後加入白木耳泥，以香菇粉、鹽調味，盛裝前灑上蔥花即可。

烹調技巧叮嚀 →

◆此道羹湯是用白木耳取代太白
粉以達勾芡的效果。白木耳在
泡發後要先蒸軟，之後用果汁
機攪打時才比較容易打成沒有
顆粒的泥狀。

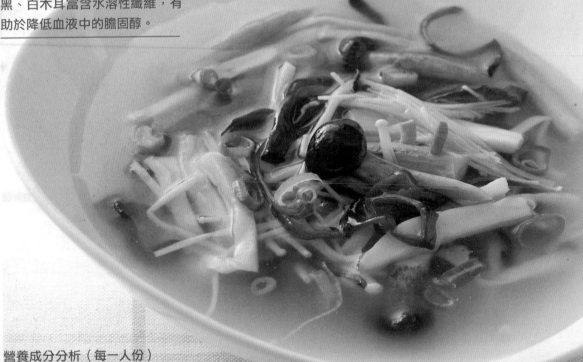

營養成分分析（每一人份）

蛋白質（公克）	脂肪（公克）	碳水化合物（公克）	熱量（大卡）
1.4	0.2	6.6	54.7

均衡的生活

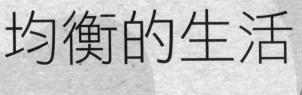

朱柏青 **醫師**

樂活舒壓

何謂壓力

壓力是一種對於過度心理或情緒困擾的感覺，當一個人無法妥善處理心理或情緒困擾時，就會感到有壓力。當一個人承受過度的壓力或負荷時，就可能產生不良反應，此種反應亦稱為壓力。而壓力本身不是一種疾病，但當壓力未被妥善處理時，就可引起症狀或疾病。

壓力的來源有哪些

生活上有需多事件都可能成為壓力源，包含：工作上的因素、人際關係、家庭問題、金錢問題本身或家人的健康問題等。以工作中的壓力源為例，壓力源之種類可以進一步區分為工作內容（如：缺乏變化性或短的工作週期、零散的或無意義的工作、高度不確定性之工作）、工作量和工作節奏（如：工作過高負荷或過低負荷、機器運作步調、高程度的時間壓力）、工作時間安排表（如：輪班、夜班、缺乏彈性工作時間）等。

壓力會造成哪些影響

　　壓力除了可以影響一個人的感受、思維、行為、身體運作等外，亦可能會阻礙一個人處理生活上事件的成效，譬如：處理的速度變慢或是處理過程容易犯不必要的錯誤。當壓力影響一個人的感受時，可能會造成急躁、焦慮、自尊心不足、情緒低落等現象；當壓力影響一個人的想法時，可能會有想競賽的想法、經常擔心、一再地想同一件事情；當壓力影響一個人的行為時，可能會多喝酒或多抽菸、一直都很忙碌、很多或更迅速講話、改變飲食習慣、感到不喜歡與人交際、健忘或笨拙、做出不合理的事情；當壓力影響一個人的身體運作時，可能會頭痛、肌肉緊張和疼痛、胃部問題、感到眩暈、腸或膀胱問題、喘不過氣、口乾等症狀。

常見與壓力相關的徵候有哪些

- ♣ 因為心理覺得憂慮而無法有效睡眠
- ♣ 對於小問題會不耐煩或易怒
- ♣ 由於同時思考很多事情而不能夠集中注意力
- ♣ 無法做出決定
- ♣ 飲酒或吸煙變多
- ♣ 無法享受食物美味
- ♣ 無法放鬆，始終覺得有什麼需要做
- ♣ 與緊張相關的徵候，包括：感覺噁心、感覺胃打結、感覺多汗且口乾、心臟怦怦跳、頭痛、頸部和肩部的肌肉緊繃等。

如何處理日常生活的壓力

目前沒有快速修復或治療的壓力的方法，且沒有單一的方法適合所有壓力的人，以下將簡述幾種簡單的策略來處理日常生活的壓力，包含：早期發現您已有壓力相關的症狀、辨識壓力觸發因子、有效管理壓力（放鬆技巧、定期運動）。

❶早期發現您已有壓力相關的症狀

及早辨識到自己壓力的症狀是很重要的，而且辨識到壓力的症狀可以有下述好處，包含可以幫助自己找出、想出處理壓力的方式，拯救自己不再採取不健康的處理方法（如：飲酒或吸煙），有助於防止壓力越來越高或嚴重，有助於防止壓力造成的嚴重併發症（如：心血管疾病）。

❷辨識壓力的觸發因子

如果一個人不知道是什麼原因或壓力源導致壓力，此時寫日記，連續紀錄2～4個星期，以記下具困擾或具壓力的情節，並檢視日記，以找出壓力的觸發因子。而日記中的紀錄重點包含：具困擾或具壓力情節的日期、時間和地點；具困擾或具壓力情節時，在做什麼；具困擾或具壓力情節時，和誰在一起；具困擾或具壓力情節時，情緒感受如何；具困擾或具壓力情節時，在想什麼；具困擾或具壓力情節時，開始做的是什麼；具困擾或具壓力情節時，身體感覺如何；具困擾或具壓力情節時，自己給壓力一個分數（0～10，10是指您曾經感受過最強的壓力）。有了壓力的觸發因子的日記後，可以協助想出是何種觸發因子造成壓力、想出在壓力下如何面對與處理及開發出更好的壓力處理機制。

❸放鬆技巧

放鬆技巧中最常被使用的方式為深呼吸，是採取一個長期、緩慢的吸入，然後非常緩慢吐氣，如果這樣做了幾次，並完全專注於呼吸，將會發現自己很放鬆，此外，腹式呼吸亦是一種有效的放鬆技巧。第二種常見方式為肌肉拉緊和伸展，試著扭動頸部各個方向，但須維持舒適感，然後放鬆頸部或是嘗試完全拉緊你的肩膀和背部肌肉幾秒鐘，然後完全放鬆肩膀和背部，當無壓力時，就需要嘗試練習上述簡單的放鬆技巧，之後當遇到任何壓力的情況下，放鬆技巧就可以使用到。

❹定期運動

當面對一個與壓力有關的問題時，定期運動可以讓一個人保持正確與健康的心情來辨識壓力的來源及找出解決方案，因此為了有效處理壓力，一個人需要有體能強健及心理強健之感覺，而定期運動可以達到此效果。雖然定期運動不會讓壓力消失，但會降低壓力所造成的一些負面情感的強度，營造清新的想法，使一個人可冷靜地處理壓力的問題。

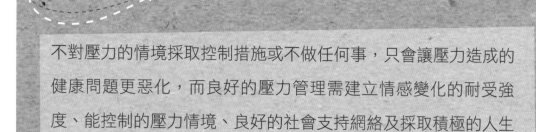

醫師的叮嚀 →

不對壓力的情境採取控制措施或不做任何事，只會讓壓力造成的健康問題更惡化，而良好的壓力管理需建立情感變化的耐受強度、能控制的壓力情境、良好的社會支持網絡及採取積極的人生觀，希望大家都能與壓力和平共處。

陳慧君 營養師

樂活舒壓飲食

營養不足又要面臨生活層出不窮的事件時，人的身心將受到雙重打擊。當壓力來時，又未能被妥善處理時，人常會出現一股「吃」的衝動，尤其是對高油及高糖的垃圾食物特別喜愛。除此之外，壓力也可能引起不健康的飲食習慣，例如：喜愛速食、誤餐或廢食、喝過多咖啡、採極端飲食型態、隨時在啃食物，這些不良的飲食習慣將使身體產生體重、免疫系統、負面荷爾蒙副作用、血糖失去平衡等問題。另一方面，身體常處在壓力下，一些必需營養素的消耗也會增加，因此如果能確保這些營養素隨時都是足夠的，將有助於我們的身心面對外界壓力。

下面提供一些飲食原則，將協助身體自然防衛能力提升和抗壓能力：

❶**規律用餐時間**：壓力常會使人廢寢忘食，但到晚上就可能餓到吃過多垃圾食物，因此三餐正常用餐，二餐間隔不要太長，才能使身體綿延不絕獲得能量和營養素，維持血糖恆定，降低疲勞，修補組織和避免體重過重。晚餐最好安排於睡前4～5小時，如果空腹易造成睡不著，可以安排睡前小點心（熱量小於300大卡）。簡單食用牛奶（鈣和蛋白質）搭配全穀粉、燕麥片、或香蕉等富含碳水化合物的食物。

❷**均衡攝取六大類食物**：研究顯示當身體處於壓力時，體內維生素B群，如B6、維生素C、鋅、鎂及碳水化合物的流失相對會增加，進而造成疲倦及焦慮。因為沒有一種食物可以提供所有必需營養素，所以要補充這些流失的營養素時，均衡飲食是非常重要。壓力下產生的壓力荷爾蒙「腎上腺皮質固醇（cortisol）」也讓人渴望高油食物，所以要盡可能避開含高量飽和性脂肪食物。當壓力誘使人隨時想吃一點小東西時，應儘量選擇較健康的水果、沙拉或優格等為主。

❸**適量補充碳水化合物，儘量選用複合性碳水化合物**：適量碳水化合物，搭配少量蛋白質可幫助色胺酸被帶入腦部合成血清素（serotonin），幫助情緒穩定。在夜間血清素會轉化成褪黑激素，幫助調節睡眠週期。食物中富含色胺酸的有大豆、雜糧（小米）、堅果、動物性食品（雞肉、鮭魚、鱈魚等）、奶製品。另外，糖雖然能快速幫您補充能量，但它的作用也消失很快，因此盡量減少攝取過度精緻的食品 （蛋糕、高糖飲料、巧克力、甜食），多選用複合性碳水化合物（雜糧、馬鈴薯、地瓜等）。

❹**餐餐有蔬果（ 每天7～9份蔬果）**：工作壓力與緊張生活會造成身體氧化壓力增加，引起心血管疾病。 蔬果富含維生素、礦物質（鉀、鎂等）及抗氧化植物化學物質，可提高身體抗氧化能力。維生素A可維持視力的健康。蔬果中也含豐富纖維質，有助於腸道正常蠕動，可舒解壓力帶來的便秘和腹脹煩惱。

❺**多吃維生素B群豐富的食物**：長時間處於憂鬱下，體內葉酸、維生

素B12、維生素B6濃度下降，進而影響神經系統運作和精神狀態，也增加罹患心血管疾病風險。富含維生素B群的食物有全穀類、乳製品、蛋、海產、深綠色蔬菜、水果、堅果、肝臟、酵母粉等。

---

❻**每日攝取適量乳製品及堅果種子類**：壓力大時會增加鎂的流失，造成血鎂濃度下降。鎂缺乏會引發神經病變、能量產生效率低、心情憂鬱。堅果及種子類、葉菜、豆類、全穀等都是鎂含量較豐富的食物。鈣質除了是構成骨骼的主要成分，也與肌肉放鬆調節及情緒穩定有關。富含鈣質食物來源有牛奶及乳製品、深綠色蔬菜、堅果、小魚乾等。

---

❼**每日補充足夠液體（大約6～8杯水）**：水是幫助新陳代謝最基本的營養素。每天攝取充足的水分，可以幫助消化吸收及營養的運送，也可以促進腸蠕動，預防便祕。液體是泛指茶、湯、飲料及食物中的水份。

---

❽**避免喝過多咖啡因和酒精**：咖啡、茶和碳酸飲料都含有咖啡因。咖啡因會促進腎上腺素（adrenaline）分泌，此荷爾蒙會增加心跳和血壓、提升專注力和變得較清醒，但當它消失時，會覺得很疲勞。過多的咖啡因會讓您變得焦躁不安，注意力無法集中，工作效率下降。無壓力下，適量攝取酒也許對於心臟健康是有幫助，但過量時，會刺激太多腎上腺素分泌，讓人更神經質、睡眠品質不佳和焦慮不安。

好的飲食模式搭配放鬆技巧的學習、情緒及認知調整、健康地生活型態可以幫助您正面迎向壓力。

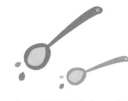

食譜示範

舒壓飲食食譜

陳慧君 營養師／**謝佩珍** 廚師

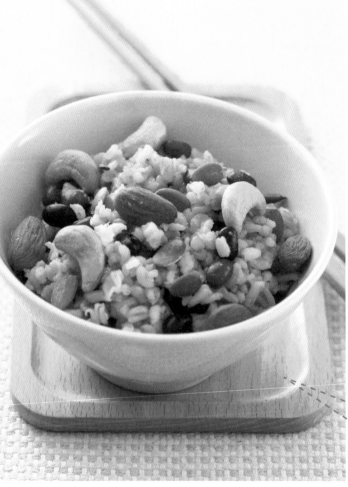

茶香堅果飯

（4人份）

食　材：
胚芽米120公克、紅茶包1個
紅豆60公克、黑豆20公克
燕麥 20公克、南瓜子8公克
腰果5公克、杏仁5公克

作　法：
1. 將胚芽米、黑豆、紅豆及燕麥洗淨，加水分別浸泡，約1小時。
2. 先將紅茶包泡於200cc熱水中約1～3分鐘（可視個人喜好調整沖泡時間）。將紅茶水放入胚芽米中一起烹煮。
3. 黑豆、燕麥及紅豆分別放入電鍋煮熟後，將所有的材料及堅果拌勻即可。

烹調技巧叮嚀 →

◆全穀類之種類很多，可以隨個人喜好隨時做變化，例如：小麥、黑米、紅糯米、發芽米、糙米等。每種茶葉都有其獨特味道，平常也可以用烏龍茶、包種茶、綠茶粉等做替換。

❖ 營養健康叮嚀

全穀類不僅富含鈣、鎂及維生素B群，也是提供身體所需的葡萄糖主要來源。全穀類的纖維質可減緩葡萄糖吸收速度和增加飽足感，不僅協助血糖平穩上升，並穩定提供大腦所需的能量來源「葡萄糖」，讓大腦保持清醒。黑豆及堅果也都是很好的鎂來源。茶葉中的「茶氨酸」，可以減少焦慮、鎮靜心神。

營養成分分析（每一人份）

蛋白質（公克）	脂肪（公克）	碳水化合物（公克）	熱量（大卡）
8.9	3.9	37.5	221

鮭魚佐橙汁酪梨醬
（4人份）

食　材：
鮭魚200 公克

調味料：
熟酪梨80公克、柳丁30公克
洋蔥末10公克、蕃茄丁25公克
蒜末2公克、黑胡椒1/8茶匙
鹽3公克

作　法：

1. 柳丁洗淨壓汁。

2. 使用叉子將酪梨攪碎均勻後，拌入柳丁汁、洋蔥末、蕃茄丁、蒜末及黑胡椒。

3. 鮭魚洗淨後擦乾水份兩面撒些鹽，醃約20～30分鐘後，放入烤箱中，溫度約180-190度，烤約15分即可。

4. 食用時可沾用酪梨醬。

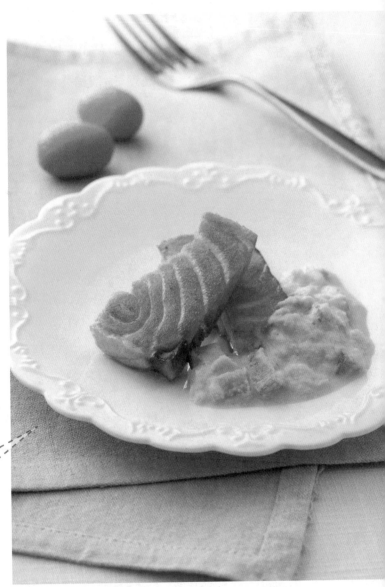

烹調技巧叮嚀 →

◆ 柳丁汁也可以用檸檬汁取代。酪梨醬亦可搭配黃芥末醬，增添不同口味。除了鮭魚外，鯖魚、秋刀魚等也都富含n-3脂肪酸，平常也可以善加利用。

❧ 營養健康叮嚀

Omega-3不飽和脂肪酸具有抑制發炎反應和抗氧化能力，研究也顯示它可以降低體內壓力荷爾蒙濃度，增加血清素分泌量。食物中，深海魚（鯖魚，秋刀魚，鮭魚，白鯧）和核桃都是很好來源。柑橘類中的維生素C可以協助合成副腎上腺皮質素，幫助抗壓。

營養成分分析（每一人份）

蛋白質（公克）	脂肪（公克）	碳水化合物（公克）	熱量（大卡）
9	7.7	3.1	118

清蒸薑黃豆腐
（4人份）

食　材：
青花菜130公克、盒裝豆腐1盒
胡蘿蔔40公克、蛋1顆、大蒜2瓣（10g）

調味料：
薑黃5公克、黑胡椒粒1茶匙、鹽1.5公克

作　法：

1.胡蘿蔔去皮，切小塊備用。青花菜洗淨切細碎備用。

2.大蒜及薑黃洗淨去皮切碎，與黑胡椒粒磨成泥狀。將剛剛的調味料與豆腐一起搗碎，
　再加入其他材料一起拌勻。

3.將拌好的食材放入電鍋中蒸熟。蒸熟取出即可食。

烹調技巧叮嚀 →

◆電鍋蒸熟後，可以擺上一些
乳酪絲放入烤箱中烘烤，不
僅有焗烤風味，也增加菜餚
的鈣量。 如果不用新鮮薑黃
也可以用薑黃粉取代。

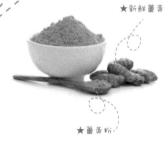

★新鮮薑黃

★薑黃粉

❧ 營養健康叮嚀

薑黃中的薑黃素具有抗發炎、
抗血管生成、抗氧化、傷口癒
合和防癌等生理功效。動物研
究也發現薑黃可能具有幫助創
傷後壓力症候群病人忘掉受創
記憶。青花菜、黃豆、胡蘿蔔
等不同顏色蔬菜具有不同抗氧
化物質，可減少因壓力時產生
的自由基，預防細胞受損。

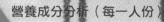

營養成分分析（每一人份）

蛋白質（公克）	脂肪（公克）	碳水化合物（公克）	熱量（大卡）
6.9	3.6	4.4	77

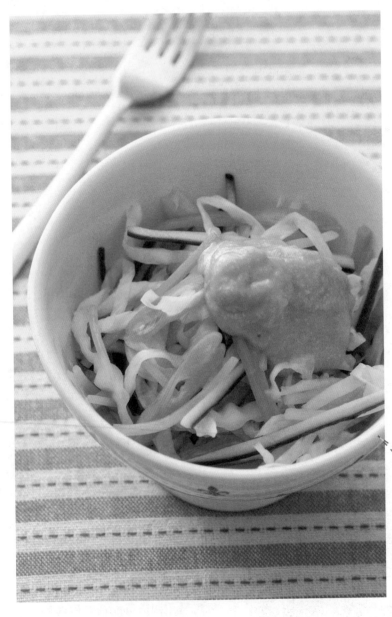

日式涼拌菜

（4人份）

食　材：
綠豆芽50公克、胡蘿蔔60公克
小黃瓜100公克、粉豆40公克
高麗菜200公克

調味料：
白味噌8公克、醬油15cc
醋15cc、白砂糖10公克

作　法：
1. 將綠豆芽、胡蘿蔔、小黃瓜、高麗菜及四季豆洗淨。胡蘿蔔去皮切絲，高麗菜切絲，四季豆切段後，逐一燙熟。小黃瓜切絲備用。

2. **和風醬：**將所有調味料放入大碗中，加少許溫開水攪勻即可。

3. 將所有青菜與日式和風醬拌勻即可食。

烹調技巧叮嚀 →

◆平常也可用黃豆芽取代綠豆芽。深綠色蔬菜是很好的葉酸來源，所以也可以用菠菜替換高麗菜。和風沙拉醬也可用義大利式油醋醬取代。

❖ 營養健康叮嚀

綠豆、黃豆及糙米經發芽後，可提高食物中GABA的量，GABA缺乏易發生憂鬱心情。蔬果富含纖維質，可舒解壓力帶來的便秘和腹脹煩惱。

營養成分分析（每一人份）

蛋白質（公克）	脂肪（公克）	碳水化合物（公克）	熱量（大卡）
2.1	0.4	9.0	48

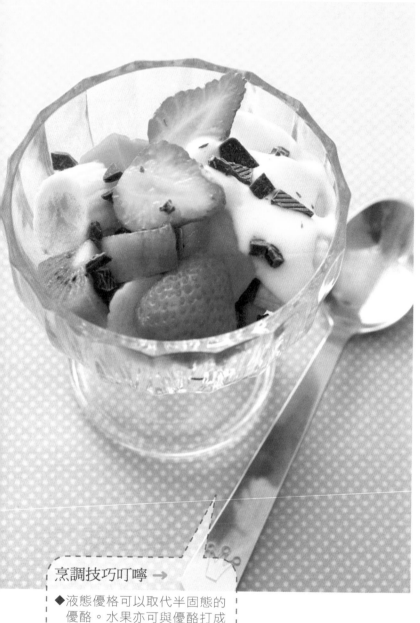

優格綜合水果

（4人份）

食　材：
香蕉200公克、奇異果150公克
木瓜150公克、草莓80公克
優格（原味低脂）150 公克
黑巧克力碎片15公克

作　法：
1. 奇異果、木瓜洗淨去皮切小塊備用。
2. 香蕉去皮切小塊。草莓洗淨切小塊。
3. 將所有水果放入玻璃杯後，淋上優酪及灑上巧克力碎片即可。

❧ 營養健康叮嚀

牛奶及奶製品的鈣質有助於情緒穩定。香蕉是維生素B6和色胺酸來源，有助於提升愉悦心情。水果富含維生素、礦物質（鉀、鎂等）及抗氧化植物化學物質，可補充因壓力造成的營養素流失。可可的類黃酮不僅可平衡血壓、抗氧化和發炎等情況，也可提振愉悦的心

烹調技巧叮嚀 →

◆液態優格可以取代半固態的優酪。水果亦可與優酪打成果汁飲用。水果可依個人喜好和季節變化做調整。為了減少糖攝取，儘可能選用無糖黑巧克力。

營養成分分析（每一人份）

蛋白質（公克）	脂肪（公克）	碳水化合物（公克）	熱量（大卡）
2.9	2.7	24.2	133

高祥豐 醫師 ／ **鄭安理** 醫師

防癌面面觀

　　惡性腫瘤是臺灣重要的疾病之一，近年來為國人十大死因之首。於2011年，臺灣每5分40秒就有一位國人罹患惡性腫瘤。在國民健康署一份和經濟合作發展組織（Organisation for Economic Co-operation and Development, OECD）34個會員國的比較資料分析中，可以發現臺灣的癌症發生率約在第23位，然而癌症相關死亡率則高達第10名[1]。減少癌症發生率及死亡率，推動國民追求健康的生活與飲食，並早期診斷癌症，為國人刻不容緩的議題。

預防癌症：健康的生活與飲食

　　部分癌症與家族性基因遺傳有關。例如乳癌與卵巢癌的BRCA1與BRCA2基因，家族性大腸息肉症與大腸癌等。然而，僅約5%的癌症病患其癌症成因與家族遺傳有關。大部分的病患，其癌症的成因並不全然清楚。但保持健康的生活與飲食，有助於減少癌症的發生。

健康生活
　　由於忙碌的工作與家庭生活，國人常常忽略運動的重要性。規律的運

動可以協助民眾維持健康的體態，維持體重，促進腸胃正常排便，減緩生活壓力，以及增進睡眠品質。規律的運動可減少罹患心血管疾病及癌症的機會。美國心臟科醫學會於2014年建議，民眾每周應至少有五天從事30分鐘左右中強度的運動，或者每周三天進行高強度有氧運動，每次至少25分鐘。每周至少有兩天進行肌肉訓練活動[2]。

戒除菸酒檳榔

　　菸與檳榔長期危害國人的健康。抽菸會增加民眾罹患肺疾及心血管疾病的機會，香菸中的致癌物也會增加病患罹患肺癌、乳癌、口腔癌、食道癌等的風險。吸菸除了傷害自己的健康，同時也會危害到家人及周遭友人的身體健康。酗酒容易造成肝硬化，甚至誘發肝癌的發生。檳榔除了會造成口腔纖維化、牙周病、臉型改變之外，更會大幅增加口腔癌及食道癌的機會。在臺灣一份大規模世代研究中發現，民眾若同時有菸，酒，檳榔等習慣，則將增加約12倍的機會罹患呼吸消化道癌症[3]。戒除菸酒檳榔等不良習慣，可有效減少民眾罹患癌症的機會。目前國民健康署正在推動二代戒菸，將協助戒菸的藥品納入給付。有需要的民眾可洽各醫院戒菸門診諮詢。

疫苗與癌症預防

　　肝癌為臺灣重要的癌症之一。大部分臺灣的肝癌病患都與B型肝炎及C型肝炎有關。藉由新生兒B型肝炎疫苗注射，臺灣的B型肝炎帶原率已大幅下降。而對於仍有B型肝炎帶原或C型肝炎患者，目前衛生福利部提

供肝炎患者定期追蹤檢查，並且對於肝炎患者，提供必要的抗病毒治療藥物。爲預防肝癌，我們應了解自己的肝炎帶原狀況。若確定爲帶原者，則應該定期接受檢查及治療，以有效減少罹病的機會。

子宮頸癌和人類乳突病毒（human papilloma virus, HPV）的感染有關。目前已經有疫苗可以預防人類乳突病毒的感染，更進一步預防子宮頸癌的發生。年輕女性可考慮接種此疫苗以預防子宮頸癌。

早期發現癌症

除了增進健康的生活形態與飲食，早期發現癌症也是減少癌症死亡率重要的方式之一。民眾可藉由自我身體檢查及注意身體病徵以早期發現癌症。癌症早期常見的症狀有: 體重減輕，久治不癒的咳嗽，咳嗽有血，不明原因疼痛，胸痛，腹痛，解便習慣的改變，吞嚥困難，慢性口腔潰瘍等。民眾於平日更衣或洗澡時，也可不定期身體自我檢查。例如觸摸頸部是否有硬塊，乳房自我檢查，腹部有不明硬塊等。這些都可能是癌症的早期症狀，若有類似發現，應盡早尋求專業醫師協助。

然而，大部分的癌症於早期並不會有症狀，往往有症狀時，已經是晚期或轉移。因此，癌症篩檢是另一種重要的方式幫助民眾早期發現癌症。目前衛生福利部國民健康局委託臺灣各大醫院進行全民癌症篩檢計畫。乳癌篩檢針對臺灣45～69歲女性提供兩年一次的乳房攝影篩檢。若家中有親人曾罹患乳癌，則篩檢年齡可提前爲40歲。大腸癌篩檢則是針對50-74歲的民眾提供兩年一次的糞便潛血檢查。子宮頸癌篩檢則是針對30歲以上婦女提供三年一次的子宮頸抹片檢查。對於30歲以上嚼檳榔或吸菸的民眾，

則提供每兩年一次的口腔癌篩檢[4]。

　　肺癌為臺灣常見的癌症之一。最簡便的肺癌篩檢方式為肺部X光檢查。然而此種篩檢方式的敏感度不高，不容易早期發現肺癌。電腦斷層肺部檢查較容易早期發現肺癌病灶。然而，此種檢驗方法較昂貴，且需要暴露在較高的輻射劑量下。因此不適合常規建議所有民眾接受此篩檢。目前國外建議，對於年齡介於55～74歲，過去累計菸齡高於30包-年（每天抽一包菸，連續三十年），且戒菸少於15年者，可考慮接受低劑量肺部電腦斷層檢查[5]。

　　除了糞便潛血檢查，越來越多國人會藉由自費健康檢查的方式，接受大腸鏡檢查。目前國外建議，對於無特殊家族病史的民眾，可考慮於50歲之後接受一次大腸鏡檢查。後續檢查的頻率將以是否看到異常病灶做決定。若有發現異常息肉，或者數量較多的息肉，則應考慮縮短大腸鏡追蹤檢查的頻率[6]。

參考資料

1. 衛生福利部國民健康署（2014），2011年癌症登記報告。

2. American Heart Association（2014），*The American Heart Association Recommendations for Physical Activity in Adults*.

3. Hsu, W. L., et al.（2014）. "Lifetime risk of distinct upper aerodigestive tract cancers and consumption of alcohol, betel and cigarette." Int J Cancer 135（6）: 1480-1486

4. 衛生福利部國民健康署: 癌症篩檢介紹。

5. National Comprehensive Cancer Network （NCCN）Guidelines（2015）, Lung Cancer Screening Version 1.2015

6. National Comprehensive Cancer Network （NCCN）Guidelines（2015）, Colorectal Cancer Screening Version 1.2015

醫師的叮嚀 →

　　癌症是臺灣重要的疾病之一。近年來，我們已經逐漸了解到，藉由健康的飲食，規律的運動，戒除菸酒檳榔，癌症篩檢的方式，可有效減少罹癌的機會及增加癌症早期診斷的機會。然而大眾常常因為生活忙碌，工作壓力，忘記這些簡單且容易的防癌養生之道。追求健康需要持之以恆的努力與決心。

　　癌症治療於近年來獲得長足的進步。部分癌症已經可以藉由早期診斷以及多科團隊的合作，大幅提高病患的治癒率。對於晚期或轉移癌症的病患，可藉由個人化醫療，選擇適切的抗癌治療策略，以提升病患的治療成效及生活品質。抗癌治療所造成的副作用，食慾減低等問題，可利用適當的輔助藥品，以及營養師團隊的合作，有效減少病患的不適，並增進體力及營養狀態。我們建議癌症病患或者有癌症病患的家庭，於罹病時，應正面積極的面對疾病，及早尋求專業醫師治療，掌握治療先機。並藉由專業癌症治療團隊，結合醫師，護理師，個案管理師，藥劑師，及營養師的專業建議與指引，達到有效且有品質的抗癌治療。

● 郭月霞 **營養師**

● # 防癌飲食

　　誠如上篇所言：大部分的病患，其癌症的成因並不全然清楚。但保持健康的生活與飲食，有助於減少癌症的發生。什麼是健康的飲食？

健康飲食

　　健康的飲食可以有助於減少民眾罹癌的機會。臺灣的飲食文化日漸西化，臺灣民眾的飲食中，高熱量、油炸的西式飲食所佔的比例越來越高。這些高熱量、高油脂的飲食除了誘發心血管疾病，這類高油飲食被認為與乳癌、大腸癌、胰臟癌等癌症的成因有關。油炸與醃漬食品也被認為容易引起胃癌、大腸癌等。健康的防癌飲食，包括均衡的蔬果攝取，多吃富含纖維的食品，食用全麥穀類，減少油炸，減少攝取加工或醃漬食品的機會。蛋白質攝取減少攝取紅肉（豬、牛、羊肉等），料理食材應以簡單為主，減少煎烤油炸等烹煮方式[1]。

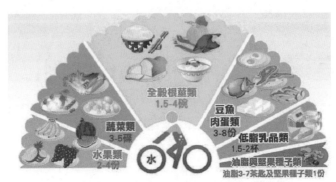

資料來源：衛生福利部 每日飲食指南

每日飲食指南

　　食物中包含醣類、脂肪、蛋白質、維生素、礦物質、水份、膳食纖維、植化素等營養素，身體所需的營養素來自各類食物，而各類食物所提供之營養素不盡相同，每一類食物無法互相取代，依此衛福部提出含蓋六大類食物的每日飲食指南：全穀根莖類、豆魚肉蛋類、低脂乳品類、蔬菜類、水果類、油脂與堅果種子類。加入環保概念，建議民眾飲食「少葷多素、不過量」。

一、全穀根莖類

　　米飯、麵食、甘藷等主食品，主要是提供醣類和一些蛋白質。包括各種全穀類、一些澱粉含量豐富的根莖類、豆類和果實。全穀類如糙米、胚芽米、全麥等及其製品，根莖類如蕃薯、馬鈴薯、芋頭、南瓜、山藥，澱粉含量豐富的豆類和果實如紅豆、綠豆、皇帝豆、栗子、蓮子、菱角。每日攝取量1.5～4碗，建議一天至少1／3主食為全穀類，才能減少代謝疾病、癌症等發生。

二、豆魚肉蛋類

　　減少紅肉如豬、牛、羊攝食頻率及量，建議多從豆、魚類攝取蛋白質，並鼓勵優先選擇豆類等植物性蛋白質。每日攝取量3～8份（每份相當於蛋一個或豆腐一塊或魚類一兩、或肉類一兩）。

三、低脂乳品類

　　牛奶及發酵乳、乳酪等奶製品都含有豐富的鈣質及蛋白質。乳類為哺乳動物的乳汁及其製品，包括牛乳、優酪乳、優格、乳酪、冰淇淋等。建議攝取量為每天喝1.5～2杯240毫升的低脂乳品，建議兩歲以上者都應飲用低脂乳品，不要選擇味道香濃、熱量偏高的全脂乳品。

四、蔬菜類

　　蔬菜類包括葉菜類（如：菠菜、高麗菜、大白菜），花菜類（如：綠花菜、白花菜、韭菜花、金針花等），根菜類（如：蘿蔔、胡蘿蔔），果菜類（如：青椒、茄子、冬瓜、絲瓜、小黃瓜等），豆菜類（如：四季豆、豌豆莢、綠豆芽）。蔬菜每天建議量為3～5碟（1份為煮熟後約八分滿碗）。

五、水果類

　　主要是一些植物的果實，如：香蕉、橘子、桃子、西瓜、梨子、番石榴。水果每天建議量為2～4份（一份約棒球或網球大小或切塊水果八分滿碗）。

六、油脂與堅果種子類

　　油脂類包括日常食用的植物油（如：黃豆油、葵花油、芝麻油），動物油（如：奶油、豬油、牛油），及利用植物油或動物油做成的加工

品（如：美乃滋、乳瑪琳、奶油）；堅果種子爲脂肪含量高的植物果實和種子，如：花生、瓜子、葵瓜子、腰果、核桃、杏仁、芝麻等。油脂每天建議量爲爲3～7茶匙（一茶匙爲5公克），建議每天攝食一份瓜子、杏仁果、開心果、腰果、芝麻等堅果（一份約一湯匙堅果種子）。烹調用油盡量使用植物油。

七、多運動，避免含糖飲料

圖表多了騎腳踏車與水的圖案，扇柄中單車手及車輪裡「水」的圖示，提醒民眾別忘每日運動30分鐘，成人應喝水2000c.c.。飲食與活動同樣重要，多運動、補充水分，增加新陳代謝，還建議挑選在地食材、留意食品安全衛生與標示。另外，衛生署發表的國人飲食指標，更重視體重控制，建議含糖飲料應避免，多喝開水更健康。

飲食指標

❶ 飲食指南作依據，均衡飲食六類足	❷ 健康體重要確保，熱量攝取應控管
❸ 維持健康多運動，每日至少三十分	❹ 母乳營養價值高，哺餵至少六個月
❺ 全穀根莖當主角，營養升級質更優	❻ 少吃醃漬少沾醬，少吃油炸少熱量
❼ 含糖飲料應避免，多喝開水更健康	❽ 少葷多素少精緻，新鮮粗食少加工
❾ 購食點餐不過量，份量適中不浪費	❿ 當季在地好食材，多樣選食保健康
⓫ 來源標示要注意，衛生安全才能吃	⓬ 若要飲酒不過量，懷孕絕對不喝酒

參考資料

1. World Cancer Research Fund/American Institute for Cancer Research （2007）, Food, Nutrition, Physical Activity, and the Prevention of Cancer: a global perspective
2. 行政院衛生署 國民飲食指標 國民健康局 肥胖防治網

食譜示範 **防癌飲食食譜**
郭月霞　營養師／**周宏坤**　廚師

XO醬炒飯
（4人份）

食材：
逢來米240公克、圓生菜50公克
雞蛋1顆、青蔥30公克

調味料：
xo醬2湯匙、糖2茶匙
醬油1/2大匙、油1.5茶匙

作法：
1.逢來米洗淨煮成白飯。

2.圓生菜切小丁粒，青蔥切蔥花，雞蛋打勻。

3.熱鍋入油倒入蛋液炒香，入蔥花、白飯、醬油、糖炒勻再入圓生菜丁炒香即成。

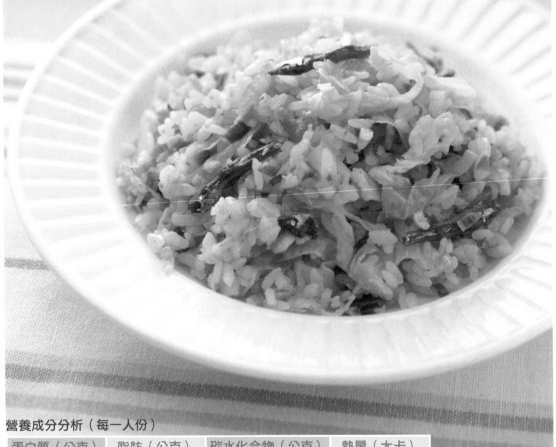

營養成分分析（每一人份）

蛋白質（公克）	脂肪（公克）	碳水化合物（公克）	熱量（大卡）
6.3	7.2	50	290

枸杞潮鯛（4人份）

食　材：
潮鯛200公克、盒裝豆腐2/3盒
薑片3片、蔥2支

調味料：
鹽1/4茶匙、酒1大匙、太白粉1茶匙

作　法：
1. 潮鯛切成4片，用蔥、薑、酒、太白粉
　醃10分鐘，豆腐切片。
2. 食材排好，灑上鹽，放枸杞蒸熟即成。

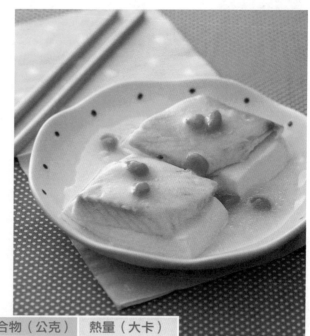

營養成分分析（每一人份）

蛋白質（公克）	脂肪（公克）	碳水化合物（公克）	熱量（大卡）
13.8	2.9	9.5	119.3

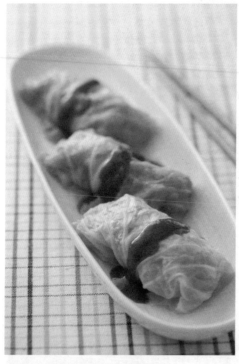

紅麴高麗菜捲（4人份）

食　材：
毛豆60公克、蝦仁120公克
洋蔥丁60公克
高麗菜完整數片

調味料：
紅麴醬

作　法：
1. 將蝦仁剁成泥加入毛豆、洋蔥丁、蛋黃。
2. 利用紅麴醬當作醃料將材料醃製備用。
3. 高麗菜葉燙熟後將餡料包入後放入電鍋或蒸籠蒸熟。

❧ **營養健康叮嚀**

1. 紅麴產品被視為促進心血管健康的營養補充品，它
　能有效維持健康的膽固醇比例。
2. 其所含的天然成分，對體內膽固醇合成之關鍵酵素
　～HMG CoA還原酵素具有抑制的作用，因此可調節
　體內膽固醇。

營養成分分析（每一人份）

蛋白質（公克）	脂肪（公克）	碳水化合物（公克）	熱量（大卡）
5.8	0.7	2.8	40.7

蒜味菜豆（4人份）

食　材：
菜豆270公克、蒜末1大匙

調味料：
鹽1/2、油1茶匙

作　法：
1. 菜豆洗淨切段，入滾水煮熟後，撈起備用。
2. 將作法1拌入鹽及蒜末、油拌勻即可。

♣ 營養健康叮嚀

此菜可加入芝麻、腰果等

營養成分分析（每一人份）

蛋白質（公克）	脂肪（公克）	碳水化合物（公克）	熱量（大卡）
1.5	0.8	3.3	26.4

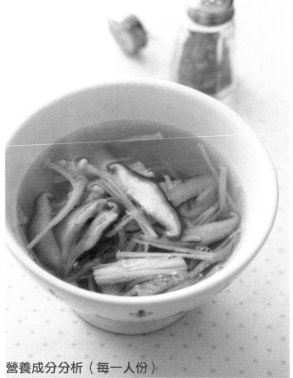

雜菇湯（4人份）

食　材：
金針菇60公克、新鮮香菇60公克
平菇60公克、薑絲少許

調味料：
鹽1/4茶匙、香油1茶匙

作　法：
將各種菇洗淨、切片或絲，入滾水中煮熟，
以鹽調味即可。

♣ 營養健康叮嚀

1. 菇類的營養價值因種類而異，有些菇類具有部份高蛋白食物的營養價值，有些菇類則具有高纖維成份。
2. 菇類為維生素B1、B2、C、生物素（biotin）及菸鹼酸的極佳來源，其含量隨菇類種類之不同而異。

營養成分分析（每一人份）

蛋白質（公克）	脂肪（公克）	碳水化合物（公克）	熱量（大卡）
1	1	2	21

游雅婷 營養師

吃出免疫力

什麼是免疫力

免疫力就是當外來的細菌、病毒侵入，身體可以自然產生對抗的能力。好的免疫系統會隨時偵測，一但發現有外來的敵人，立即啟動作戰攻防。

抵抗外來入侵物質

身體第一道防線是皮膚與黏膜組織，將髒汙、有害物質隔離，阻止細菌入侵。第二道防線就是當病原體入侵時所產生的一連串免疫反應，其中有許多的白血球、淋巴球共同作戰，可以吞噬、破壞病原體，也可以產生補體吸引更多吞噬細胞到感染部位作戰，因此維持皮膚完整性與體內的防禦機制可說是提升免疫力的第一課題。

消除體內有害物質

自由基是身體在進行氧化作用產生能量時的產物，在白血球等免疫細胞作戰時，也會產生自由基作為攻擊病原菌的武器，並非所有自由基對身

體都有害，但過多的自由基卻可能會對細胞造成傷害，因為它帶有不成對電子，較不穩定，所以會去搶奪別人的電子來讓自己變穩定，因此可能會造成其它物質受損，也變成不穩定（少了電子）。自由基過多，可能攻擊細胞而受損老化，或癌化，而攻擊血管中的低密度脂蛋白膽固醇可能造成動脈粥狀硬化。

　　體內有許多機制可以消除這些過多的自由基，例如麩胱甘肽過氧化酶、超氧化物歧化酶與過氧化氫分解酶。天然的食物中也有許多抗氧化營養素，如維生素A、C、E與植物化學素等等。好的飲食品質，可以增加免疫力，捍衛身體健康。

提升免疫力的營養素

維生素A與類胡蘿蔔素

　　維生素A主要存在動物性食品，如乳製品，當缺乏時會影響免疫細胞的活性。而類胡蘿蔔素如 β-胡蘿蔔素與茄紅素可以清除自由基，減少對細胞的氧化傷害。部分的類胡蘿蔔素在體內也可以轉變成維生素A，促進表皮與黏膜修復，它們主要存在於紅、黃、橘色蔬果，例如胡蘿蔔、南瓜、木瓜、番茄等。

維生素C

　　維生素C相信大家都不陌生，它可以促進膠原蛋白合成，維持皮膚完整，也有抗氧化功能，食物中含量較高的有柑橘類水果、芭樂、草莓、木瓜、奇異果、蘆筍、花椰菜、甜椒等等。

維生素E

維生素E可以維持細胞膜的完整性，並阻斷自由基對身體的傷害。它是脂溶性的維生素，以堅果、烹調油、小麥胚芽、蛋、螃蟹與蝦子含量較豐富。

硒

身體中的麩胱甘肽過氧化酶需要礦物質硒的協助才可順利清除體內過多的過氧化氫，防止細胞受損。天然食物中以肉類、海鮮魚貝類含硒較為豐富。

銅

富含銅的食物有貝殼類、堅果與種子食物，它是蛋白質代謝與清除自由基不可或缺的礦物質，協助超氧化物歧化酶移除超氧化自由基，避免對細胞的傷害。含量較高的食物如：牡蠣、花生、核桃等。

鋅

鋅和銅可以一起協助超氧化物歧化酶系統的正常運作，除此之外，它也和免疫能力、骨骼正常發展與維持皮膚完整有關，所以當缺乏鋅時會造成免疫功能變差、生長遲緩、傷口復原緩慢等。可選擇如牡蠣、蝦子、蟹肉、肉類、起司、全穀類作為攝取鋅的來源。

鐵

攝取足量的鐵質，除了預防貧血，也可以提升免疫球蛋白活性並幫助觸酶有效清除自由基，強化身體的防禦系統，食物中以動物性來源的鐵質吸收率較高，如：紅肉、牡蠣、蛤蠣，而植物性鐵質來源有堅果、深綠葉蔬菜、藻類與豆類等。

類黃酮素

類黃酮素存在於蔬菜水果中，可以捕捉自由基，部分也具有抗發炎的作用，類黃酮素如兒茶素、花青素、前花青素、槲皮素、柚素等等。天然食物中含量較高的有：藍莓、草莓、葡萄、綠茶、蘋果、葡萄柚、花椰菜、洋蔥等。

多醣類

許多研究指出多醣類如香菇多醣、山藥多醣有提升免疫細胞活性的作用，富含的食物如：香菇、山藥等。

飲食原則

1.色彩好豐富

不同色彩的蔬菜、水果帶有不同植物化學素，每餐可以搭配多種色彩，看起來可口，也補充多種抗氧化營養素，健康有朝氣！

2.優良蛋白質

蛋白質是身體修復與合成免疫戰士所需要的成分，每天要攝取3～8份蛋白質才可以維持正常運作，可以由豆製品與蛋、肉類、海鮮類選擇，另外搭配1.5～2杯的低脂牛奶，活力滿分。

3.避免甜蜜蜜

過多含糖食物會引起糖化作用，不僅血糖升高，可能引起糖尿病，糖化作用的產物會促進發炎並加速老化。將含糖飲料改為水、無糖茶類，除了可以促進代謝，茶中的兒茶素還有抗氧化能力喔！

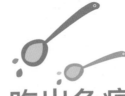

食譜示範 吃出免疫力食譜

游雅婷　營養師／蔡玉山　廚師

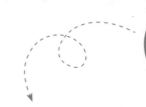

海鮮義式麵疙瘩

（4人份）

食　材：

麵疙瘩—紅色：
馬鈴薯150g、中筋麵粉100g、甜菜根半顆、鹽少許

麵疙瘩—黃色：
南瓜120g、中筋麵粉140g、鹽少許

其它：
草蝦8尾、蛤蠣半斤、蕃茄1顆
鴻喜菇100g、巴西里少許、橄欖油1.5大匙

作　法：

1. 甜菜根與馬鈴薯分別去皮、切塊、蒸熟。利用果汁機將甜菜根打汁過濾備用，將中筋麵粉分次混入馬鈴薯泥中，加入適量甜菜根汁揉捏成麵糰，將麵糰搓成長條後切小塊，每一小塊利用叉子壓出叉痕捲起即可。

2. 南瓜去皮籽後蒸熟、壓泥，將中筋麵粉分次混入南瓜泥中，揉捏成麵糰，將麵糰搓成長條後切小塊，每一小塊利用叉子壓扁捲起即可。

3. 所有食材洗淨，蕃茄切塊、鴻喜菇分成一朵朵。

4. 起一滾水鍋放入麵疙瘩煮熟後瀝乾後備用。起炒鍋加入油，放入蕃茄與海鮮拌炒後加入麵疙瘩與少許鹽至海鮮熟透即可。

♣ 營養健康叮嚀

甜菜根是很好的天然色素來源，可以賦予食材美麗的紅色，搭配金黃色的南瓜，讓原本的白色的麵疙瘩色彩活躍了起來，也增加抗氧化物質的攝取。

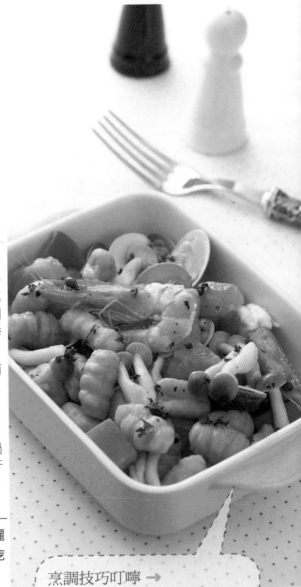

烹調技巧叮嚀 →

◆義大利麵疙瘩Gnocchi加入了馬鈴薯，口感與中式麵疙瘩相比較軟，在製作時不需要加入太多水，揉捏時可以灑一些麵粉或玉米粉當作手粉防沾手，也較容易成型。

營養成分分析（每一人份）

蛋白質 （公克）	脂肪 （公克）	碳水化合物 （公克）	熱量 （大卡）
14	6	58	342

地中海鮭魚捲
（4人份）

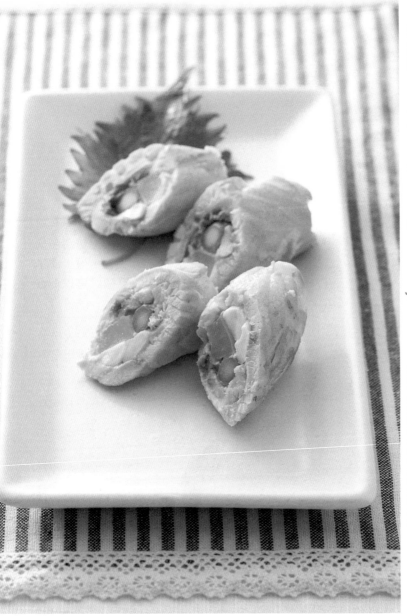

食　材：
鮭魚160g、綠蘆筍60g
雪白菇40g、黃甜椒40g

調味料：
橄欖油0.5茶匙、胡椒粉少許
鹽少許

作　法：
1. 黃甜椒去蒂芯切條、蘆筍切段備用。
2. 鮭魚切長薄片，灑上少許胡椒與鹽，排上蘆筍、甜椒、雪白菇捲起，塗上少許橄欖油。
3. 烤箱預熱180度，放入魚捲烤約8分鐘至熟即可。

烹調技巧叮嚀 →

◆鮭魚本身油脂含量豐富，而且帶有淡淡鹹味，蔬菜的甜味也會滲入鮭魚中，因此在調味時不需額外加油與過多鹽份。蔬菜部分不宜切太粗，否則不易烤熟，若蘆筍較粗可以先汆燙再包入一起烤。

❀ 營養健康叮嚀

鮭魚是很好的蛋白質來源，它富含的ω-3脂肪酸也具有保護心血管的作用，搭配蔬菜一同捲起，可以增加蔬菜攝取量與爽脆口感，肉類也不會攝取過多。

營養成分分析（每一人份）

蛋白質（公克）	脂肪（公克）	碳水化合物（公克）	熱量（大卡）
8	9	2	122

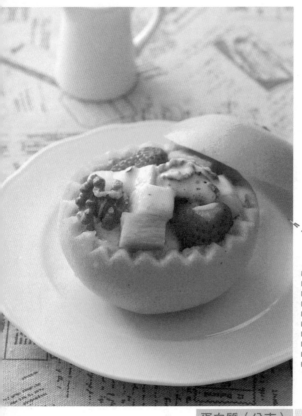

活力沙拉盅（4人份）

食　材：
白山藥60g、紫山藥60g、葡萄柚2顆
草莓8顆、芭樂1顆、核桃8粒

調味料：
藍莓15顆
優酪200cc

作　法：

1. 所有食材洗淨，山藥去皮切塊以滾水稍燙過放冷，葡萄柚對切挖肉、芭樂去心切塊，所有食材混合放入挖空的葡萄柚盅，灑上核桃。
2. 食用前將藍莓加入優酪，利用果汁機攪勻，淋上沙拉盅即可。

烹調技巧叮嚀 →

◆ 山藥削皮時可能會造成皮膚癢，處理時要帶手套，削皮後的山藥可以先泡在冷水中，避免變色。

♣ 營養健康叮嚀

抗氧化植化素與維生素C含量豐富的水果在這裡大集合。酸甜草莓配上甘甜芭樂與多汁的葡萄柚，淋上淡紫色的藍莓優酪醬，可以促進食慾增強活力！

營養成分分析（每一人份）

蛋白質（公克）	脂肪（公克）	碳水化合物（公克）	熱量（大卡）
4	6	23	160

鳳梨綠茶（4人份）

食　材：
鳳梨250g、綠茶包1包、冰塊適量

作　法：
鳳梨去皮切塊，綠茶包加入400c.c熱水沖泡。將綠茶、冰塊與鳳梨倒入果汁機打成果汁即可。

♣ 營養健康叮嚀

綠茶比紅茶、烏龍茶有更多的兒茶多酚，會和自由基對抗，減少身體的氧化傷害，飯後搭配鳳梨一起飲用有助消化。

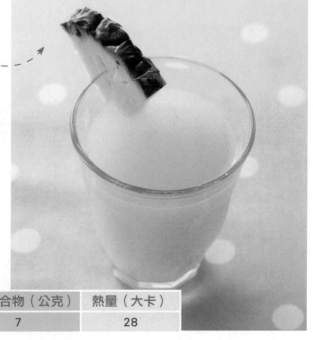

營養成分分析（每一人份）

蛋白質（公克）	脂肪（公克）	碳水化合物（公克）	熱量（大卡）
1	0	7	28

江伯倫 **醫師**

過敏疾病患者與飲食

　　近年來，因為環境、飲食及生活等方式的改變，過敏疾病有逐年增加的**趨勢**，尤其兒童過敏的年齡層逐年降低，其中以氣喘、過敏性鼻炎、異位性皮膚炎最為常見。本單元將特別針對兒童過敏症狀的飲食控制作一概述。

　　通常我們有幾樣食物我們會建議小朋友們在過敏疾病控制還不是良好之前，最好要避免。其中包括冰冷的食物、高油及高熱量的食物、尤其是高炸油的食物，最好都不要食用過多。究竟這些食物會造成那些不良的影響呢？冰冷的食物由於容易刺激小朋友的氣管及黏膜，一但吃了過冷的食物就容易咳個不停，或是打噴嚏及流鼻水等症狀便都出現了。為什麼吃了冰冷的飲食會造成如此嚴重的症狀呢？主要的原因是因為過敏疾病的發生除了有所謂的外因性過敏外，還有所謂的內因性過敏。外因性過敏是指對那些存在環境中的過敏原出現過敏的症狀，而內因性過敏則是因為體內的神經系統或是內分泌系統的過度反應，分泌出一些會導致氣管收縮的物質，而造成過敏症狀的出現。也是因為有這類的內因性成分，所以氣喘病患童可能對一些因素如冷熱空氣的變化、奇怪的味道、過高的濕度或是緊張等，造成症狀的發作。臺大小兒部之前進行過的研究就發現，氣喘的小朋友喝了200cc的冰水後有70％會在六小時內出現氣喘的症狀；顯示冰冷的食物的確會造成不良的影響。

　　至於高熱量及高油含量的食物我們也建議加以避免。其實在這幾年來由於國人飲食的生活習慣逐漸西化，而國人一般食物的油量及熱量的成分也逐漸提高，也使得一些疾病的形式也有改變的趨勢。最明顯的例子便是心臟血管疾病的增加，另外如乳癌及大腸癌的發生率也有逐年升高的趨勢，而這兩種癌症的發生已經知道跟飲食內油脂的高低及纖維質含量多寡有著密切的關係。同時，我們自己的研究也指出高油及高熱量的飲食的確會讓動物體內的發炎物質增加，一但發生如過敏疾病等發炎反應時，則容易出現較嚴重的症狀，所以我們並不建議過敏疾病患童攝食過量的高油及高熱量的食物。

　　上述提到的都是應該如何來避免可能會導致過敏疾病，接下來再為大家談談有那些飲食可能有助於過敏疾病患童的症狀改善。最近坊間有不少健康食品強調具有抗氧化的作用，主要的原因是因為近年來由於我們的生活環境有逐漸惡化，隨著工廠和汽車的增加而導致空氣污染加重，再加上飲食內的油炸食物的含量增加。這些環境和飲食因素都造成自由基的增加，這類的自由基會造成身體組織的破壞和細胞的死亡，而導致發炎反應。所以在市面上便出現相當多種健康食品及飲料，加入一些所謂的抗氧化劑，來降低這些環境中自由基的傷害。其中最為大家熟悉的產物包括 β-胡蘿蔔素、維生素C、E和SOD（superoxide dismutase）等，有一些動物研究顯示這些健康食品可以降低自由基的產生而降低自由基對組織的破壞。有好幾家奶粉公司已經在嬰幼兒的奶粉內添加 β-胡蘿蔔素，一個主要的原因是牛奶中的胡蘿蔔素低於母奶。維生素C則在綠色蔬菜及水果內的含量相當高，所以應該儘可能鼓勵小朋友們攝取。而維生素E在小朋友使用得較少，主要是因為維生素E本身除了抗氧化的作用外，對生育能

力也有其影響，所以在成人身上服用的高劑量維生素E，在小朋友並不建議。

　　另外，一些特定的油脂包括一些深海魚油和卵磷脂等在市面上也相當常見。深海魚油主要是含有DHA（docosahexaenoic acid）和EPA（eicosapentanoic acid）等不飽和脂肪酸，而這類的深海魚油已經知道可以降低體內發炎物質的產生，所以對過敏疾病的改善有相當重要的影響。但是必須強調我們目前得到的一些研究實驗，大部分是在動物的研究所得到的結果。此同時，深海魚油除了上述的功能外也可以加強包括SOD抗氧化媒，也具有上述在可以經由降低自由基破壞的功能。基於此，深海魚其實是相當不錯的一種食物，它提供品質最好的蛋白質和脂肪酸。許多父母親有一個觀念，就是認為所有的海產對過敏疾病不好，所以連魚肉也都不加以攝取。其實，通常小朋友容易過敏的海鮮是指那些有殼的海鮮，如蝦子、螃蟹、蛤、牡蠣及干貝等。而鱈魚、鮭魚及鮪魚等都可以提供相當好的蛋白質及魚油的來源，除非真的確定對這些深海魚類過敏，應該還是鼓勵小朋友們攝食才是。

楊榮森 **醫師**

素食與疾病保健

　　體能運動和均衡營養飲食都會影響身體健康，但當今工商社會以經濟掛帥、追求財富為目標，全民教育普遍注重謀生，鮮少強調養生保健教育，雖可改善經濟，但與農業社會從事大量體力勞動的生活型式大相逕庭，人們的勞動減少，卻反而天天奔波於外，勞心勞力，遠離健康意識與觀念，在飲食方面尤然；姑且不論未能定時定量，而日夜繁忙，經常攝食速食品，各大賣場都販售種種大包裝量販食物，供應各式各樣冷凍食品，新鮮度堪虞；近年中食化化工人造食品頻傳，食品中混摻各種色素、調味劑、化學物質等，使飲食的健康品質更低落，即使現代醫學進步，當代社會也充斥諸多慢性疾病，如肥胖、高血脂、高血壓、糖尿病、心臟病、癌症等；有識者提議「自然飲食，健康保健」，「健康自然，有機素食」，都是健康關鍵，人們即使正值健康年少，也該及早注意，素食主義因應而生，目前世界各地素食人口快速增加，臺灣亦然。

　　素食者的食物品項種類多，包括全穀物、豆類、蔬菜、水果。全穀物未經精製，故而富含膳食纖維、碳水化合物、蛋白質、維生素B群等，種子類食物含有大量植物性蛋白質，如：米、小麥、麵包及其他穀物；豆類食物則富含膳食纖維、蛋白質、鐵、鈣、鋅、維生素B群等；蔬菜更是富含維生素C、花青素、葉黃素、β胡蘿蔔素、核黃素、膳食纖維及微量金

屬，如鐵、鈣等；水果提供大量食物纖維、維生素C、β胡蘿蔔素等，這些都是人體健康的守門員；適當搭配下，可提供足夠均衡營養，增進健康。但有些動物來源的維生素，如B_{12}則另需補充。

　　素食的益處很多，不但價格比動物性蛋白質低廉，且易於儲存，更合乎水土保持和生態保護理念，素食菜餚富於變化，增進食慾，供給各類營養分和熱量，確保鈣、鐵、鋅等微量元素的攝取，增進健康。素食者平日所接觸的環境和事物，都會較注重提倡健康，增高素食者的健康意識，無形中會採取健康的生活型態，如較少抽菸、喝酒、保持愉悅心情等，因而素食者的疾病抵抗力較佳，罹病後復原較快，因而也通常比較長壽。

　　素食在疾病防治方面更受推崇；素食有利控制體重，進而可預防肥胖及其相關疾病。素食者的主食包括全麥、糙米和穀類食物、蔬菜（包括乾豆類）和水果等，攝食這些高膳食纖維質食物後，可有利於減低血中膽固醇和飽和脂肪，防範血管硬化阻塞、高血壓、心臟病、糖尿病等，另可減少多種經由肉類傳染的寄生蟲（如條蟲等），素食輕腎臟排泄功能的負荷，有利腎功能不健全病患，素食含有鈣，維生素C或D_3與礦物質，有助改良骨代謝。在防範癌症方面，研究證實食用新鮮蔬菜水果等食物，可有效減少乳癌、大腸結腸癌、口腔癌、肺癌、肝癌、胰臟癌、胃癌、膀胱癌、子宮頸癌、卵巢癌和子宮內膜癌等風險。

　　各種特殊情況下，素食者更要注意素食的營養均衡與特殊需求，例如懷孕期，授乳期，幼兒期，老年人等。針對成長期、懷孕／授乳期婦女、和疾病復原中的病患，應適當諮詢營養專家有關素食與生理、疾病的注意事項。嬰兒、幼兒、青少年正值成長高峰期，需攝取足夠熱量、維他命D_3、鈣、鐵、鋅等。懷孕期和授乳期要補充鐵、鈣質、蛋白質和維生素

D_3。疾病治療期或手術期間，疾病、受創組織復原和傷口癒合都需要充分營養，應攝食足量蛋白質、維生素、礦物質和均衡營養，才能改善病情，且須兼顧各種疾病的特殊飲食限制，如痛風病人應避免高嘌呤食物，如豆類、香菇、蘆筍等；同時罹患多種疾病的病患，在兼顧限制飲食上會有所困難，應諮詢營養專家依個別病況，給予合適飲食建議處方。

目前，世界上的素食者越來越普及，採用營養均衡素食有益改善健康，防治多種慢性疾病。合適的素食注重新鮮、自然、低油、低熱量、高纖、多水分、低糖、少調味料、低鹽、適量等原則，加上注意補充素食者容易缺乏的營養素，即可經由素食減低各種慢性疾病的風險，增進健康與長壽。

姜智礬　營養師

素食均衡飲食

　　現代人的飲食西化，速食業、小吃夜市、宴席、歐式自助餐廳、燒烤與火鍋餐廳林立，在這個美食天堂的寶島臺灣，如果沒有吃美食，別說你是臺灣人。但是享受美食之餘，別忘了，慢性代謝疾病也悄悄跟著你。你有三高嗎？（血糖高、血壓高、血脂高）已經是現在常聽到的問候語了。在臺灣，每年十大死因位居榜首的，就是惡性腫瘤，世界衛生組織亦指出：不健康飲食為心血管疾病、癌症、糖尿病等慢性疾病之危險因子。

　　隨著慢性疾病逐漸年輕化，養身、健康的飲食與生活型態更是現在人注重的議題。素食飲食，除了是宗教信仰者和減碳環保之飲食型態，更是慢性疾病患者和減重者改變飲食首選的健康且養身之飲食。研究證實「素食」對於許多慢性疾病具有預防之效果，包含降低血中膽固醇濃度、降低血壓、減少大腸癌及乳癌等疾病的發生率。

　　根據臺灣食品消費調查統計年鑑＜2008版＞，臺灣素食人口已達總人口的10％，全素者約占2％。衛生福利部食品藥物管理署於2013年製訂素食飲食指標與飲食指南，使國人能簡單落實於日常生活當中，從日常飲食中獲得足夠且適當的營養素。而許多人認為素食即蔬食，不正確的飲食型態可能有營養素缺乏的疑慮，你認為你素對了嗎？

六大類食物均衡攝取

　　素食的種類可以分為:「全素(純素)」、「蛋素」、「奶素」、「奶蛋素」及「植物五辛素(不忌蔥、蒜、韭、薤、興渠)」。六大類食物為全穀根莖類、豆魚肉蛋類、蔬菜類、水果類、低脂乳品類、油脂及堅果種子類。其中豆魚肉蛋類在素食飲食型態中建議以新鮮豆類與豆製品、蛋類取代,富含優質蛋白質。建議選擇多樣化之飲食種類,避免過度精緻食品,可以攝取足夠維生素、礦物質與抗氧化物。

每日多樣化,營養不缺乏

維生素B12:

　　素食者容易有維生素B12缺乏的疑慮,尤其全素者。建議每日應攝取菇類和紫菜海藻類食物,而發酵性豆製品,如:味噌、臭豆腐等亦含有維生素B12。

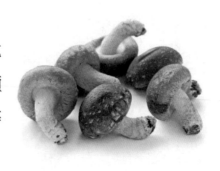

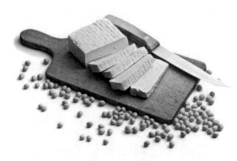

鈣:

　　鈣質不足是國人普遍的問題,乳製品為重要蛋白質與鈣質來源,一天飲用1杯乳製品,就可達每日鈣質建議量的1/3～1/2,建議選擇低脂或脫脂乳製品。全素者可多攝取含鈣量高之豆製品,如:傳統豆腐、豆干、凍豆腐、豆干絲等,而黑芝麻亦富含鈣質。

鐵：

　　素食者鐵的食物來源來自植物性食物 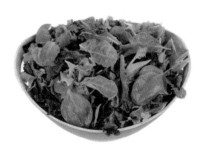（深綠色蔬菜、黑糯米、紅豆、櫻桃、黑棗），但利用率較差。同時攝取維生素C可促進鐵質的吸收利用，建議用餐或烹飪時與富含維生素C的水果（如：芭樂、奇異果、柑橘類等）共同食用，則可增加鐵質之吸收率。

維生素D：

　　對素食者而言，富含維生素D的植物性食物較為有限，如：蛋黃、日曬過後的菇類和木耳，但仍可藉由適度日曬讓體內產生充足的活化型維生素D，幫助鈣質吸收，建議每日曬太陽10～20分鐘，即可滿足所需。市面上有維生素D強化的食物，如：強化之乳製品、豆奶、起司、穀類和植物油等，也可選擇。

選對好油，健康不發胖

　　脂質可幫助脂溶性維生素A、D、E、K的吸收，有些人體無法合成的必需脂肪酸須由飲食中攝取，如：亞麻油酸、次亞麻油酸。植物油中含不飽和脂肪酸比較高，可減少心血管疾病的風險。堅果種子類富含單元不飽和脂肪酸，亦為油脂的攝取來源，且富含維生素E、纖維質、礦物質與植物化合物；其中杏仁及芝麻可提供鈣，腰果及種子類食物富含鋅，建議每日應攝取堅果種子類至少一份來取代烹調用油。

素食飲食已成為全球的飲食潮流，營養均衡的素食有益健康，並可預防慢性疾病的發生。健康素食者應攝取新鮮天然之多樣化食物種類，少油、少鹽、少糖、少加工、高纖是最佳選擇，才能真正吃出健康與長壽。

素食飲食指標

1	依據指南擇素食，營養均衡不缺乏。	**2**	全穀至少三分一，全部選擇實更佳。
3	豆類攝取很重要，些許發酵豆製品。	**4**	深色蔬菜營養高，菇藻紫菜不能少。
5	水果包含入餐食，搭配正餐同食用。	**6**	烹調用油多樣化，堅果種子不可少。
7	烹調減少油鹽糖，飲食清淡保健康。	**8**	加工素食油鹽過，粗食原味少精緻。
9	建議乳品補骨質，選用低脂或脫脂。	**10**	適度日曬好處多，每天十到二十分。

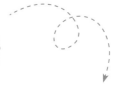

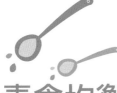

食譜示範 **素食均衡飲食食譜**
姜智礬 營養師／連俊翔 廚師

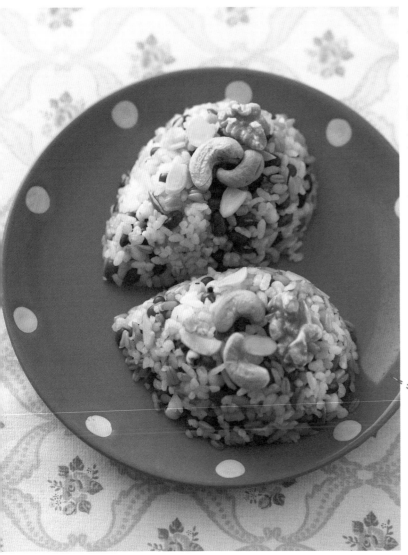

堅果雜糧飯糰
（4人份）

食　材：
白米160g、紅豆40g
燕麥40g、紫米20g
腰果12g、核桃12g
杏仁片12g、黑芝麻12g

作　法：
1.將白米、紅豆、燕麥、紫米洗淨。
2.加入適量清水，以電鍋蒸熟。
3.將腰果、核桃、黑芝麻、杏仁片以平底鍋小火烘烤至發出香味。
4.將腰果、核桃及黑芝麻拌入飯中，捏成三角狀，最後灑上少許杏仁片即完成。

烹調技巧叮嚀 →

◆生堅果烤過拌入飯中風味更香，白飯應稍微降溫後再行攪拌，以維持清爽口感。飯糰食用前以平底鍋略煎，口感更佳。

♣ 營養健康叮嚀

1.全穀類含維生素B群及豐富的纖維質。
2.紅豆、紫米和黑芝麻富含鐵質，堅果富含鋅及維生素B群。

營養成分分析（每一人份）

蛋白質（公克）	脂肪（公克）	碳水化合物（公克）	熱量（大卡）
7.0	7.5	52.5	30.5

醬燒素獅子頭
（4人份）

食　材：
傳統豆腐120g、豆渣40 g
紅蘿蔔12g、青豆仁20 g
南瓜120g、荸薺40g、蛋白2個

調味料：
油20g、太白粉20g、薑、香菇粉
鹽、胡椒粉、醬油、味霖

作　法：
1. 將紅蘿蔔、荸薺、南瓜洗淨去皮切
   丁，青豆仁洗淨備用，薑洗淨切末
   備用。
2. 將所有食材拌勻，加入蛋白和調味
   料，稍加拍打，捏成適當大小的球
   形。
3. 將素獅子頭放入電鍋蒸煮15分鐘
   （視大小調整）。
4. 將蒸熟的素獅子頭與醬油、味霖等
   調味料一同烹煮，起鍋前加入少許
   太白粉即完成。

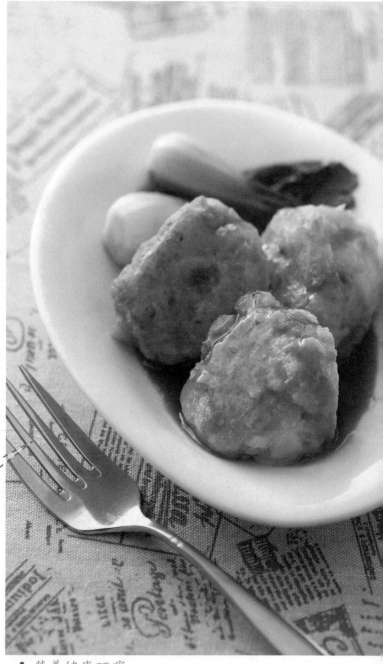

烹調技巧叮嚀 →

◆ 加些南瓜與蛋白可增加素
  獅子頭的黏著性，更添口
  感。攪拌素獅子頭時加入
  少許的鹽及適度摔打，可
  幫助成團避免加熱分離的
  發生。

❧ 營養健康叮嚀

豆腐為優質蛋白質來源，也富含鈣質及纖維質。

營養成分分析（每一人份）

蛋白質（公克）	脂肪（公克）	碳水化合物（公克）	熱量（大卡）
6.3	8.2	7.7	130

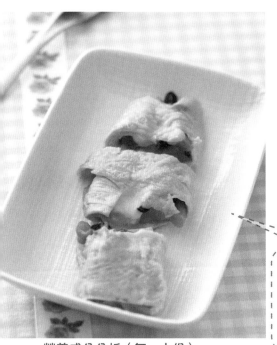

什錦豆皮卷（4人份）

食 材：
生豆皮120g、牛蒡40g、四季豆60g
紅蘿蔔40g、刈薯40g、起司4片

調味料：
醬油少許

作 法：
1. 牛蒡、四季豆、紅蘿蔔、刈薯洗淨去皮切粗絲，汆燙後備用。
2. 豆皮放上起司，將作法1之材料捲入豆皮中。
3. 烤箱預熱5分鐘，放入豆皮卷，刷上些許醬油，烘烤5分鐘即可。

烹調技巧叮嚀 →

◆食材汆燙時間勿過久，烘烤後仍保留蔬菜脆度和甜味。醬油容易烤焦，建議稍加稀釋後再使用。

✿ 營養健康叮嚀

可將紫菜加入豆皮卷中增添風味，紫菜亦富含鈣質與維生素B12。

營養成分分析（每一人份）

蛋白質（公克）	脂肪（公克）	碳水化合物（公克）	熱量（大卡）
11.5	5.0	8.5	125

菠菜炒蕃茄（4人份）

食 材：
菠菜400g、牛蕃茄120g

調味料：
油20g、鹽少許

作 法：
1. 菠菜洗淨切段備用，牛蕃茄洗淨切塊備用。
2. 炒鍋加熱油，菠菜和牛蕃茄，少許鹽，快炒後即可盛盤。

烹調技巧叮嚀 →

◆添加少許油脂烹調可使番茄釋出較多茄紅素；食用菠菜時有些許澀味，是因蔬菜中草酸釋出，可添加番茄中和澀味。

◆炒蔬菜時無須完全熟透才起鍋，建議於蔬菜仍有硬度時盛起，以餘溫悶熟，保有蔬菜色澤及口感。

✿ 營養健康叮嚀

1. 菠菜富含鐵質、鈣質、葉酸和胡蘿蔔素。
2. 番茄含豐富抗氧化物質-茄紅素。

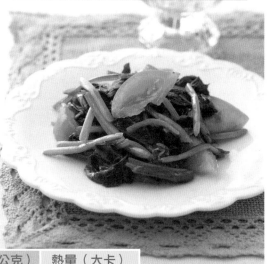

營養成分分析（每一人份）

蛋白質（公克）	脂肪（公克）	碳水化合物（公克）	熱量（大卡）
1.3	5.0	6.5	76

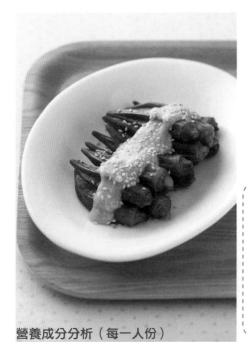

味噌秋葵（4人份）

食 材：
黃秋葵300g（約24小條）

調味料：
味噌40 g、味霖、白芝麻

作 法：

1. 將秋葵洗淨後汆燙備用。

2. 以水、味噌及味霖加熱調製醬汁，淋上秋葵，盛盤後灑上少許白芝麻即可。

烹調技巧叮嚀 →

◆ 秋葵採買時盡量選擇光滑、結實、無瑕疵、色澤光亮較好，汆燙時間勿過久，保持食材鮮綠。

◆ 紫色秋葵與綠色秋葵營養價值相同，皆為優良食材。

✿ 營養健康叮嚀

1. 秋葵富含葉酸和鈣，也富含果膠和膳食纖維，對胃黏膜具有保護功效，亦可促進排便。

2. 味噌為黃豆發酵製品，富含維生素B12。

3. 秋葵花蒂有許多細毛，可能導致過敏，敏感體質者須稍加留意。

營養成分分析（每一人份）

蛋白質（公克）	脂肪（公克）	碳水化合物（公克）	熱量（大卡）
1.0	5.0	5.0	25

仙草藥膳湯（4人份）

食 材：
柳松菇80g、猴頭菇120g
凍豆腐80g、枸杞

調味料：
仙草乾、藥膳包、薑、鹽

作 法：

1. 將柳松菇、猴頭菇洗淨切小段備用，薑洗淨去皮後切片備用，凍豆腐切小塊備用，枸杞洗淨2～3次備用。

2. 備一鍋水，放入仙草乾熬煮成仙草湯汁，撈去仙草，湯汁備用。

3. 將仙草汁、藥膳包與其他食材燉煮，以鹽調味即可。

✿ 營養健康叮嚀

1. 菇類富含多醣體與膳食纖維。

2. 仙草具有清熱、解暑之功用，亦含有抗氧化及抗癌物質，搭配菇蕈類食用，兩者相輔相成。

烹調技巧叮嚀 →

◆ 可加入些許麻油爆香薑片，增添風味，也可溫補。

營養成分分析（每一人份）

蛋白質（公克）	脂肪（公克）	碳水化合物（公克）	熱量（大卡）
2.3	1.3	2.5	30

摩摩喳喳（4人份）

食　材：
豆漿600c.c.、地瓜20g
大薏仁20g、蒟蒻40g
西谷米20g、亞答枳8顆

調味料：
砂糖20g

作　法：

1. 大薏仁及地瓜洗淨蒸熟後備用，蒟蒻切丁備用。

2. 西谷米煮至透明後撈出，冷開水沖涼備用。

3. 將豆漿倒入鍋中加熱煮滾，糖適量。

4. 將豆漿盛於杯中，加入薏仁、地瓜、蒟蒻、西谷米、亞答枳即可。

❀ 營養健康叮嚀

以豆漿取代椰奶，脂肪含量少，營養價值更高。

營養成分分析（每一人份）

蛋白質（公克）	脂肪（公克）	碳水化合物（公克）	熱量（大卡）
5.2	1.7	13.9	92

烹調技巧叮嚀 →

◆ 奶素者可加入些許煉乳取代砂糖更添風味。

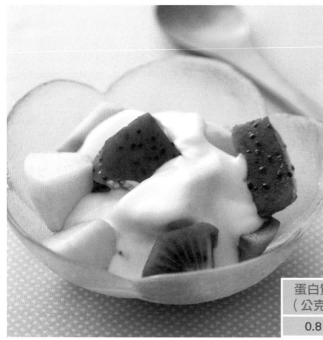

優格鮮果沙拉（4人份）

食　材：
奇異果160g、蘋果160g
紅火龍果160g、無糖優格60g

作　法：
將材料洗淨切成適當大小，加入無糖優格即可食用。

❀ 營養健康叮嚀

紅火龍果花青素含量高，具有抗氧化功效，含鐵量也較高。

營養成分分析（每一人份）

蛋白質（公克）	脂肪（公克）	碳水化合物（公克）	熱量（大卡）
0.8	0.4	15.7	69

二魚文化

健康廚房　H055

貳拾醫典
家庭健康營養
照護全書

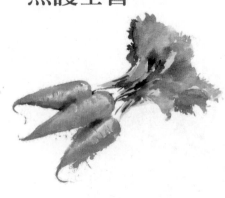

作　　者	臺大醫院43位醫師、營養師 合著
責任編輯	鄭雪如
食譜攝影	林宗億
美術設計	陳廣萍
行銷企劃	溫若涵
讀者服務	詹淑眞

出 版 者	二魚文化事業有限公司
發 行 人	葉珊
地址	106臺北市大安區和平東路一段121號3樓之2
網址	www.2-fishes.com
電話	（02）23515288
傳眞	（02）23518061
郵政劃撥帳號	19625599
劃撥戶名	二魚文化事業有限公司
法律顧問	林鈺雄律師事務所
總 經 銷	大和書報圖書股份有限公司
電話	（02）89902588
傳眞	（02）22901658

國家圖書館出版品預行編目(CIP)資料

貳拾醫典：家庭健康營養照護全書 / 臺
大醫院43位醫師、營養師 合著. -- 初
版. -- 臺北市：二魚文化, 2015.06

面 ; 19X26公分. --（健康廚房；H055）

ISBN 978-986-5813-55-0（平裝）

1.健康飲食 2.營養 3.食譜

411.3　　104008025

製版印刷	彩達印刷有限公司
初版一刷	二○一五年六月
定　　價	四二○元
I S B N	978-986-5813-55-0